U0293680

"国家疑难病症诊治能力提升工程项目——重症医学"ECMO 技术专用书

ECMO 临床应用
附典型病例及操作视频

ECMO LINCHUANG YINGYONG
FU DIANXING BINGLI JI
CAOZUO SHIPIN

刘小军　吕会力　主编

河南科学技术出版社
·郑州·

图书在版编目(CIP)数据

ECMO临床应用：附典型病例及操作视频/刘小军，吕会力主编. —郑州：河南科学技术出版社，2020.9(2021.1重印)
ISBN 978-7-5725-0005-3

Ⅰ.①E… Ⅱ.①刘… ②吕… Ⅲ.①体外循环 Ⅳ.①R654.1

中国版本图书馆CIP数据核字（2020）第111479号

出版发行：河南科学技术出版社
　　　　　地址：郑州市郑东新区祥盛街27号　　邮编：450016
　　　　　电话：（0371）65788613　65788625
　　　　　网址：www.hnstp.cn
策划编辑：胡　静
责任编辑：胡　静
责任校对：董静云
封面设计：张　伟
责任印制：朱　飞
印　　刷：河南华彩实业有限公司
经　　销：全国新华书店
开　　本：890 mm×1 240 mm　1/32　印张：7.5　字数：214千字
版　　次：2020年9月第1版　　2021年1月第2次印刷
定　　价：60.00元

作者简介

刘小军，主任医师，教授，硕士生导师。郑州大学第二附属医院重症医学科主任。河南省 ECMO 首席专家，河南省重大活动医疗卫生保障专家，河南省生命关怀协会体外生命支持专业委员会主任委员，河南省医学会重症医学分会副主任委员，河南省医师协会重症医师分会副会长，中国医师协会重症医师分会委员，中国医师协会体外生命支持分会委员，中华医学会重症医学分会第五届全国委员。

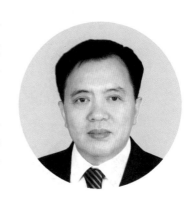

刘小军

刘小军教授从事麻醉与危重病医学临床工作 20 余年，2012 年率领全科医护人员率先在河南省重症领域开展 ECMO 技术，并成功实施了中国大陆第一例 ECMO 联合 DuoFlo 选择性深低温脑保护技术。目前已带领全科医护人员成功实施 600 余例 ECMO，其中年龄、体重最小患儿出生仅 5 天、体重 2.76 kg，年龄最大患者 93 岁，体重最大患者 125 kg，ECMO 重症转运最长距离 1 900 km。

刘小军教授带领的重症医学科是目前国内规模最大的集医疗、教学、科研为一体的 ECMO 中心之一，为河南省 ECMO 培训基地，连续 8 年成功举办"河南省 ECMO 高峰论坛"、ECMO 实操及 ECMO 动物实验培训班。

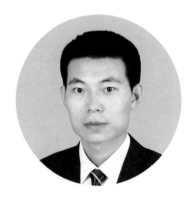

吕会力

吕会力，主管护师，郑州大学第二附属医院重症医学科副护士长，河南省生命关怀协会体外生命支持专业委员会秘书，河南省医学会重症医学分会体外生命支持学组委员，河南省护理学会重症护理分会气道管理学组副组长，河南省护理学会新技术、新产品开发与推广分会委员。在危重症监护、重症急救方面积累了丰富经验，自 2012 年开展 ECMO 技术以来，负责 ECMO 的应用与管理，个人年均实施 ECMO 置管 150 余例，拥有 ECMO 置管创新方法国家版权 1 项、ECMO 技术相关专利 5 项，在 ECMO 置管方面拥有超高技艺。

编写人员名单

主　编　刘小军　吕会力

副主编　祁绍艳　张　丽　李付华　司　敏

编　委　（按姓氏笔画排序）

王　睿　王文涛　王生锋　卢艳秋　司　敏

吕会力　朱世磊　刘　英　刘小军　刘晓静

祁　景　祁绍艳　杜　航　李付华　李亚辉

李健镖　杨治宇　汪飞飞　宋豆豆　张　丽

张丹丹　季莹莹　周明锴　赵向珂　秦绍杰

郭　燕　黄少轩　雷汶璐　潘鹏宇

体外膜肺氧合（extracorporeal membrane oxygenation，ECMO）作为一种可经皮置入的机械循环辅助技术，具有置入方便、不受地点限制、可同时提供心肺功能支持等优点，越来越多地被应用于常规治疗无效的各种急性循环和（或）呼吸衰竭，为危重症患者的救治赢得了宝贵时间，是国际重症医学领域最有代表性的新技术之一，被称为"与死神搏斗的最后防线"。

近年来，ECMO 技术在重症医学领域发展迅速。郑州大学第二附属医院重症医学科目前拥有 ECMO 设备 20 台，为全国单病区拥有ECMO 设备最多的病区，其中重症医学科二区为国内首家 ECMO 病房，自 2012 年开展 ECMO 至今完成 ECMO 治疗 600 余例，其中2019 年完成 223 例，救治成活率 50.4%，已有一定的 ECMO 病例经验积累，ECMO 团队建设已逐步完善成熟。为缩短与国际先进水平的距离，促进我国重症医学 ECMO 技术的推广应用，推动重症医学的进步与创新，特编写此书。

本书主要介绍了 ECMO 概况，ECMO 设备组成，ECMO 原理与生理基础，ECMO 模式，ECMO 治疗指征、适应证和禁忌证，EC‑MO 安全上机，体外心肺复苏技术，重症超声基础，ECMO 超声评估，超声指导 ECMO 容量评估，ECMO 期间药物应用，ECMO 的监测和护理，ECMO 安全转运，ECMO 患者相关并发症防控，ECMO常见机械故障及处理，ECMO 安全撤机等内容，最后附有 ECMO 典型病例解析和 ECMO 上机、撤机操作视频。

本书的编写融入了大量临床经验，应用性强，可作为重症医学

ECMO 医生、护士培训用书，也希望能够为开展 ECMO 技术的重症医学同道提供帮助。

由于作者水平有限，书中可能存在不妥之处，欢迎广大读者提出宝贵意见及建议，以利于再版时更正，不胜感激！

编　者

2020 年 4 月 28 日

目 录

第一章
ECMO 概况

ECMO 是体外膜肺氧合（extracorporeal membrane oxygenation）的英文缩写。ECMO 是一种持续体外生命支持（ECLS）手段，通过体外设备长时间全部或部分代替心肺功能，使心、肺得以充分休息，为心、肺病变治愈及功能恢复争取时间。临床上主要应用于急性、严重、常规治疗无效且病死率较高的可逆性呼吸衰竭和循环衰竭患者。它代表一个医院，甚至一个地区、一个国家的危重症急救水平。

第一节　ECMO 的起源和发展

一、ECMO 的起源

ECMO 来源于体外循环技术（cardiopulmonary bypass，CPB），最初是通过体外血液气体交换来治疗可逆性呼吸衰竭，继而成为手术室外各种原因引起的心肺功能衰竭的暂时性替代措施，并取得了一定的治疗效果。

1953 年，Gibbon 等人发明了体外循环机，并在 20 世纪 50 年代应用于临床，开创了心脏外科。由于当时的体外循环机和氧合器对血细胞和蛋白质产生了严重影响，使用时间被限制在 1~2 h。

1956 年，第一个膜式氧合器诞生并在临床上应用，使 ECMO 长时间氧合成为可能。随后，以硅胶作为气体交换薄膜的膜式氧合器在长时间心肺转流术中得到应用。随着 ECMO 的发展和演变，ECMO 的使用时间由最初的几个小时增加到几天，甚至几周。

然而，1975 年美国国立卫生研究院（National Institutes of Health，NIH）进行的一项有关成人急性呼吸窘迫综合征（acute respiratory distress syndrome，ARDS）患者长时间体外循环支持效果的多中心研究发现结果很不理想，致使 ECMO 治疗 ARDS 的大规模研究中止了约 10 年。

二、ECMO 的里程碑

1972 年，Bartlett 应用 ECMO 对一名心脏手术后严重心力衰竭的 2 岁患儿实施治疗，36 h 后成功脱机。

1975 年，Bartlett 首先报道了 ECMO 在新生儿中的应用。一名弃婴因吸入胎粪，导致严重呼吸衰竭，经 72 h ECMO 支持，患儿得救。

1988 年，Gomell 等发表一篇临床报告，12 例呼吸衰竭患儿应用 ECMO 治疗后有 11 例存活，而用常规呼吸支持疗法的患儿无 1 例存活。

2005 年，Macintosh 等报道了一例应用 ECMO 抢救非特异性间质性肺炎患儿的案例，并首次提出应用 ECMO 可以减轻肺功能负担，为后续治疗争取时间。以此为标志，ECMO 的临床应用进入了一个全新的阶段。

三、ECMO 学术及组织管理

1980 年，美国密歇根大学建立了 ECMO 登记注册制度。

1984 年，John Toomasian 医生创建了新生儿 ECMO 登记注册系统。

1986 年，在 Bartlett 的主持下，ECMO 资料登记系统初步建立。每年的 ECMO 数据分析清晰展示了 ECMO 应用的经验教训，明确了

ECMO 的发展方向，推进了 ECMO 的发展。

1988 年，Bartlett 在密歇根大学举办 ECMO 学习班，培训大量 ECMO 专业人才。

1989 年，第一届 ECMO 学术会议在 Ann Arbor 举行，并成立专业委员会——体外生命支持组织（Extracorporeal Life Support Organization，ELSO）。

第二节　我国 ECMO 的发展过程

我国 ECMO 起步较晚，并且受到各种原因的阻碍。与全球其他发达国家和地区相比，我国 ECMO 起步晚、发展缓慢。直到 2002 年第 1 例 EMCO 由广东省中山市人民医院完成后，北京和上海才相继有将 ECMO 应用于成人心脏支持的报道，而 ECMO 应用于小儿的病例报道则始于 2008 年。

一、我国 ECMO 的起步

1958 年，在苏鸿熙教授的领导下，体外循环成功在中国实施。它推动了中国体外循环和心脏直视手术的发展。

1966—1976 年，体外循环技术在中国处于停滞状态。之后的改革开放政策，又使体外循环技术在中国进入了新的发展阶段。

1993 年，杨天宇等首次发表了有关 ECMO 的文章。该医生为一名心脏手术后急性呼吸功能衰竭的老年患者成功进行了 3 d 的救治。该患者在救治过程中采用开放式膜肺（氧合器）进行转流，且膜肺治疗期间全程采用全肝素抗凝，ACT（活化全血凝固时间）＞480 s，但此次救治并不能称为真正意义上的 ECMO。

2002 年，广东省中山市人民医院李斌飞医生在临床上开展 EC－MO，成功抢救了很多濒临死亡的极重症急性呼吸衰竭和心力衰竭患者。

二、我国 ECMO 的发展

2003 年，非典型肺炎（severe acute respiratory syndromes，SARS）在全国范围内暴发，常规治疗无效，而 ECMO 是危重症患者的最佳治疗措施，ECMO 的应用得到更高程度的重视，许多学者认识到 ECMO 在危急重症患者中的治疗价值。

2006 年，我国学者报道，11 例因常规心肺复苏无效或复苏后持续低心排血量的患者行 ECMO 治疗后，有 6 例顺利康复出院。

2008 年，全国有 43 家医院开展 ECMO，总例数为 185 例。

2009 年，ECMO 辅助呼吸支持在甲型 H1N1 流感危重症患者治疗中救治成功率达到了 80%，为 V-V ECMO（静脉-静脉体外膜肺氧合）在国内的发展奠定了良好的基础。与全球数据分析相比，我国 ECMO 病例临床资料总结呈现出不同的病种分布特点和相反的临床结果。339 例患者中 ECMO 呼吸支持仅 65 例，相应成功脱机率在新生儿、儿童、成人中分别为 0、18% 和 28%，远远低于 ELSO 公布的全球平均水平。其原因在于病例资料少、安装不及时、并发症多等。

2009 年 1 月—2012 年 12 月，广州军区总医院应用 ECMO 支持完成 39 例脑心双死亡器官捐献（donation after brain and cardiac death，DBCD），ECMO 辅助 DBCD 器官获取可避免热缺血损伤，获得更满意的移植效果。

2020 年，全球多个国家暴发新型冠状病毒肺炎（COVID-19），简称新冠肺炎。病情严重者可致严重呼吸功能不全。新冠肺炎临床分为普通型（具有发展为重症的高危因素）、重型、危重型。在 2020 年 2 月 12 日举行的湖北新冠肺炎疫情防控工作新闻发布会上，复旦大学附属华山医院副院长马昕说，呼吸机和 ECMO 在新冠肺炎的治疗中意义重大，相信高精尖技术、高精尖设备在重症患者的治疗中，会发挥非常重要的作用。新冠肺炎危重症患者肺功能损害非常严重，这时候

ECMO能够给危重症患者提供一个非常好的支持，通过ECMO进行氧的输入，让患者的病损肺能够充分休息，降低病死率。《新型冠状病毒肺炎诊疗方案（试行第八版）》中指出：符合ECMO指征，且无禁忌证的危重型患者，应尽早启动ECMO治疗。

ECMO的临床应用是一个综合系统的工作，反映国家的整体医疗水平。随着医疗卫生条件的改善、经济水平的提高，我国推广ECMO应用的条件和技术日趋成熟，ECMO体外生命支持技术将步入快速增长的发展阶段，可以更好、更多地为患者服务。

（刘小军　秦绍杰）

第二章
ECMO 设备组成

　　ECMO 设备的结构组成包括循环系统动力部分（离心泵）、呼吸系统气体交换部分（氧合器）、空气-氧气混合调节器、变温水箱、各种血液参数监测仪及其他附加装置，如图 2-1 所示。

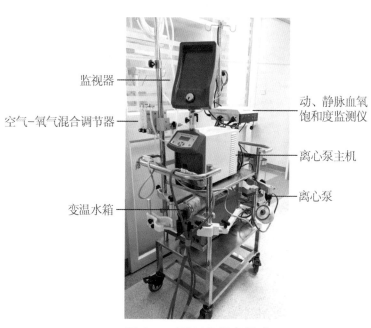

图 2-1　ECMO 设备组成

一、离心泵

(一)离心泵的结构

1. 驱动部分　驱动部分由电机和泵头组成。电机带动磁性转子高速旋转，转子磁力带动密封泵头内的磁性轴承及其上的圆锥部旋转产生离心力。

2. 控制部分　离心泵采用计算机技术，达到操作简便、调节精确、观察全面的要求，可以对自身状态进行检测，一旦出现问题，可及时报警并出现提示信息，以利于调整，同时每台ECMO设备都配备有手摇离心泵（图2-2）以备应急使用，且所有离心泵都有流量、转速两个窗口同时显示。每个离心泵配有一个流量传感器，分为电磁流量传感器和超声多普勒传感器两种类型。

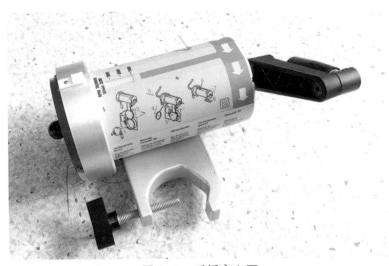

图 2-2　手摇离心泵

离心泵主机如图2-3所示。

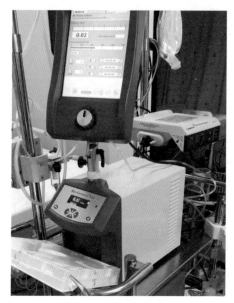

图 2-3　离心泵主机

3. 离心泵泵头　离心泵泵头（图 2-4，图 2-5，图 2-6）属于一次性使用耗材，泵头内有转子叶片，预充效率高，并且有效地减少了长期使用时对血液的破坏，使离心泵的效率大大提高。其安装在离心泵上，利用高速旋转后产生的液体剪切力泵出血液，对泵头内流体具有向前驱动的作用。

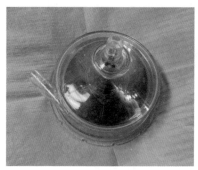

图 2-4　Medtronic（美敦力）离心泵泵头，BPX-80 型

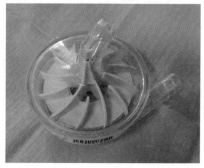

图 2-5　SORIN（索林）离心泵泵头，Revolution 5 型

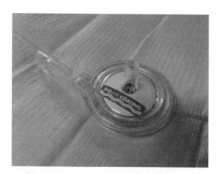

图 2-6 MAQUET（马奎）离心泵泵头，RF-32 型

（二）离心泵使用注意事项

（1）每天检查备用电源情况。

（2）设置离心泵高、低流量报警范围。

（3）勤观察正压、负压读数。

（4）注意离心泵泵头内是否有异常声音(评估是否有气栓、血栓)。

（5）定期检查血流量、离心泵转速数值。

二、氧合器

氧合器是 ECMO 的气体交换装置。根据制造材质，可将氧合器分为两大类：硅胶膜氧合器和中空纤维氧合器。中空纤维氧合器有聚丙烯微孔型和聚甲基戊烯无孔型两种。常见不同品牌的氧合器如下（图2-7，图 2-8，图 2-9，图 2-10）。

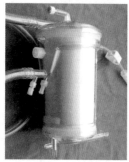

图 2-7 Medos（米道斯）氧合器

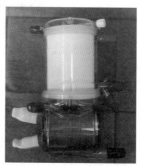

图 2-8 Medtronic 氧合器

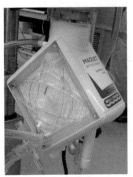

图 2-9　MAQUET 氧合器　　图 2-10　SORIN 氧合器

三、空气-氧气混合调节器

空气-氧气混合调节器（图 2-11）为氧合器提供一定流量和氧气百分比的气体，由氧浓度调节器、成人和儿童氧流量调节表构成，连接于氧合器，为氧合器提供氧气并排出二氧化碳。

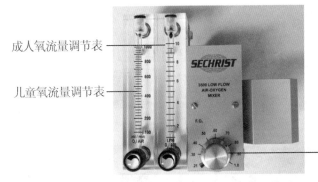

成人氧流量调节表

儿童氧流量调节表

氧浓度调节器

图 2-11　空气-氧气混合调节器

四、变温水箱

变温水箱用于控制流经 ECMO 系统血液的温度，以应对体外循环导致的血液热量丢失或者其他因素导致的患者体温上升。变温水箱可以将 ECMO 支持患者的体外血液控制在生理体温，或某一体温需要水平。变温水箱的工作原理是通过一定温度的水流对流经氧合器中的热交换器或单独的热交换器中的血液进行适当的热交换，目的是在可控范围内快速精准地升温或降温，让机体能够时刻尽量保持恒温的状态。在 ECMO 支持期间，变温水箱大多数是发挥升温的功能。目前临床中 ECMO 支持期间使用的水箱分为普通变温水箱（图 2-12）和全自动变温水箱（图 2-13）两种。

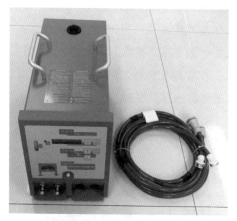

图 2-12　普通变温水箱

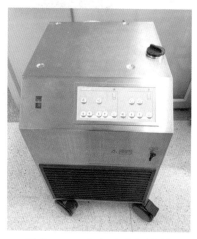

图 2-13　全自动变温水箱

五、不间断电源（UPS）

UPS（图 2-14）是将蓄电池（多为铅酸免维护蓄电池）与主机相连，通过主机逆变器等模块电路将直流电转换成市电的系统设备，主要用于给单台计算机、计算机网络系统或其他电力电子设备如电磁阀、压力变送器等提供稳定和不间断的电力。当市电输入正常时，UPS 将市电稳压后供应给负载使用，此时的 UPS 就是一台交流市电稳压器，同时它还向机内电池充电；当市电中断（事故停电）时，UPS 立即将电池的直流电能通过逆变零切换的方法向负载继续供应 220 V 交流电，使负载维持正常工作并保护负载软件、硬件不受损坏。UPS 设备在电压过高或电压过低时都能提供保护。

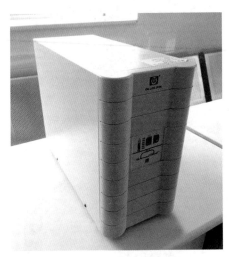

图 2-14　不间断电源

六、监测设备

监测设备分为动、静脉血氧饱和度监测仪，流量监测装置，离心泵负压监测装置，ACT 监测仪，APTT（活化部分凝血酶原时间）监测仪，气泡监测仪，动态血气监测仪，以及压力监测器等设备。

（一）动、静脉血氧饱和度监测仪

通过旋转止血阀将探头伸入管路的血流中，探头就是一个反射性分光亮度计，光学模组测量反射光并将其转化为化学信号，显示计算所得的氧饱和度（图 2-15）。

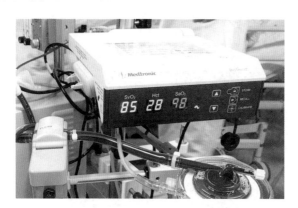

图 2-15　动、静脉血氧饱和度监测仪

（二）流量监测装置

流量监测装置（图 2-16）可运用超声波的原理，精准测量出 ECMO 管道内流动血液的流量。当 ECMO 血流量过高或者降低时，都可以发出流量范围报警，提示医护人员及时发现并处理。

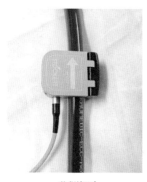
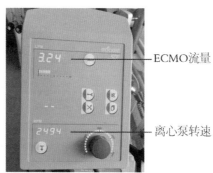

監測探头　　　　　　　　　　監測面板

图 2-16　流量监测装置

（三）ACT、APTT 监测仪

ECMO 支持期间，患者的血液在体外非生理管道中流动，与管道表面接触后会发生凝血，需要定时测定 ACT 和 APTT 的数值。ECMO 支持期间 ACT 监测目标值为 180~200 s，APTT 监测目标值为 50~70 s。ACT 监测仪、APTT 监测仪如图 2-17、图 2-18 所示。

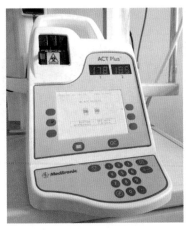

图 2-17　ACT 监测仪

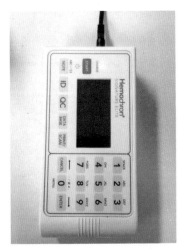

图 2-18　APTT 监测仪

（四）压力监测器

压力监测器包括 ECMO 管路的正压监测器和负压监测器两种。正压监测器主要监测氧合器前后的压力，有助于氧合器内隐性血栓形成的判定，负压监测器主要监测 ECMO 静脉管路引流是否通畅及容量状态，负压 < -30 mmHg 容易发生血液破坏，导致溶血。

（汪飞飞）

第三章
ECMO 原理与生理基础

ECMO 是体外循环技术范围的扩大和延伸，能够在较长时间内部分或全部代替患者心肺功能，维持机体各器官的氧供，为严重的心肺功能衰竭和危及心肺功能的创伤、中毒、感染及危重手术患者的恢复争取更多的时间。

第一节　ECMO 的原理

ECMO 依靠动力泵、氧合器、变温水箱、管道等一系列的装置，将体内的血液引出到体外，摄取氧气，排出二氧化碳并加热至体温后，重新输注给患者（图 3-1）。其目的是将人体全身的氧供和氧耗调整在一个比较稳定的状态，让心和肺得到充足的休息。动力泵为血液在 ECMO 系统中的不停流动提供能量支持；氧合器保证血液在最短的时间内最高效地摄取氧气，排出二氧化碳；变温水箱保证进入人体的血液温度为最适温度；涂抹有特殊抗凝材料的管道使血液在管道内长期流动而不发生凝血；各种监测装置为 ECMO 的顺利运行提供了安全保障。各种装置完美配合，使血液能够长时间地通过管道在体内和体外不停流动，为心肺功能的恢复赢得宝贵的时间。

ECMO 最核心的结构是动力泵和氧合器（图 3-2）。

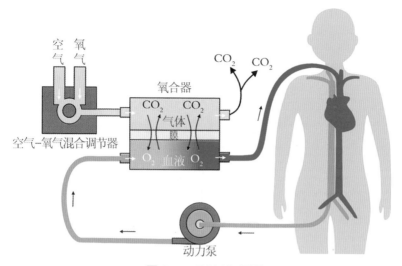

图 3-1　ECMO 原理

一、动力泵

ECMO 动力泵的作用是将静脉血引流出来泵入氧合器后再回流入患者体内。动力泵目前主要有三种类型：成人患者应用最广泛的是离心泵（图 3-2），小儿采用带压力反馈控制的滚压泵或蠕动泵。

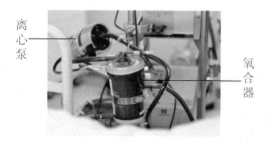

图 3-2　离心泵和氧合器

具有一定质量的物体在做圆周运动时产生离心力，它与转速和质量呈正比。离心泵就是根据此原理设计的。密闭容器内的液体高速旋转时，中心形成低压区，外周形成高压区，中心和外周部各开一孔，液体就会因压差产生单向流动。离心泵泵头的磁性后室与带有磁性装置的驱动马达相互磁性耦合连接，驱动马达带动泵内轮片结构高速旋转，产生涡流和离心力，推动血液前进。

由于 ECMO 管路离心泵后的正压段压力超过 300 mmHg 可能导致管路破裂，所以目前广泛使用的离心泵都经过改进以防过高压力的形成。离心泵运转时在泵前形成负压，这是将静脉血引流出体内的主要动力。如果负压过高可导致溶血现象。所以为了避免负压过高导致溶血，需要在保证引流插管位置和口径合理及引流通畅的同时，注意调节离心泵处于合适的转速范围，避免形成过高负压。一般将离心泵前负压控制在−50 mmHg 以内。离心泵当前仍在继续改进以适应更长时间的使用要求。

二、氧合器（膜肺）

当前广泛应用的氧合器是中空纤维氧合器，其由上万根中空纤维根据不同设计编织而成。动力泵将静脉血引流入中空纤维氧合器实现气体交换。在管状的中空纤维内腔连续吹入气体（国内体外循环专业教材一般称为"通气"，可根据需要选择纯氧或空气-氧气混合），而血流从中空纤维外表面经过（图 3-3）。中空纤维氧合器采用高分子材料制成，可保

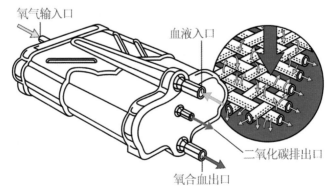

图 3-3　中空纤维氧合器工作原理

证气体通过弥散作用实现氧合器通气和血液之间气体交换，同时防止液体通过即"膜肺渗漏"的发生。通气与血液之间的 O_2 和 CO_2 弥散交换总量取决于中空纤维内外两侧的气体分压梯度。当给氧合器吹入 100% 纯氧时，中空纤维内外两侧 O_2 交换分压梯度为 600 mmHg/40 mmHg，而 CO_2 为 0 mmHg/45 mmHg。尽管 O_2 的压力梯度远高于 CO_2，但 CO_2 的溶解度和弥散度远高于 O_2，所以实际 O_2 和 CO_2 交换总量基本相同，使得 ECMO 常规设置的通气血流比为 1∶1。

（一）氧合器的 O_2 交换

氧合器的最大 O_2 交换能力取决于两大因素：气体交换表面积和血流穿过氧合器时血流层流流体受到破坏的程度。血液如能保持层流状态，可使得较低氧分压的血液在膜与血液接触面以较小的气体弥散压力梯度达到交换平衡状态。而当血流穿过不规则的血流通道时，混合着充分氧合红细胞和未氧合红细胞来保持气体压力梯度的层流会被流体力学上称为"二次流"的少量干扰血流所破坏，从而影响氧合效率。由于氧合器无论怎样设计都不能保证穿过它的血流流体永远处于理想的层流状态，所以被"二次流"混合的层流所占比例，是决定氧合器最大氧合能力最关键的因素。因此我们在临床上选择不同氧合器时，说明书标示的气体交换面积大小并不完全等同于氧合器气体交换性能的强弱。而将氧合器所有气体交换性能指标集合，即形成氧合器的一个最重要指标——额定流量。当静脉血以低流量通过氧合器时，有足够的时间达到气体交换平衡，则氧合器出口端血液为 100% 氧合。随着流量增加，势必会出现一个流量临界点，如超过这个临界流量，血流速度过快导致有些红细胞来不及氧合，则使氧合器出口端氧饱和度低于 100%。氧合器制造最常采用的国际工业标准，将标准静脉血（血红蛋白 12 mg/dL，血氧饱和度 70%）通过氧合器后血氧饱和度为 95% 的血流量定义为额定流量。临床应根据氧合器额定流量这个最重要的性能指标，结合患者的氧供要求和氧供冗余度要求选择 ECMO 氧合器。应注意，如果所选氧合器性能指标仅恰好满足患者当前氧供要求，而氧合器性能上无法提供更多的氧，对患者来说是危险的。只要氧合器血流量低于额定流量，任何氧合器的 O_2 交换量均为氧合器出口与入口的 O_2 含量差乘以血流量。正常氧合器出口与入口 O_2 含量差为 5 mL/dL。

（二）氧合器的 CO_2 交换

氧合器的 CO_2 清除量为膜肺入口与出口的 CO_2 含量差。在 EC-MO 通气量∶血流量（气血比）=1∶1 时，CO_2 清除量与 O_2 交换量基本相等。而当气血比高达 8∶1 时，可实现更大的氧合器入口与出口的 CO_2 含量差，从而有更多的 CO_2 被清除。因此，如果 ECMO 的主要目的是清除 CO_2，常采用高气血比设置，而此时与以改善氧合为目标设置的血流量相比，相对很小的血流量即可满足 CO_2 清除目的。所以，ECMO 支持下的 $PaCO_2$（动脉血二氧化碳分压）是通过调节 ECMO 通气量来达到目标范围的。

第二节　ECMO 的生理基础

一、呼吸与循环生理

代谢是指机体组织将代谢底物与氧反应生成热、能量、CO_2 和水的生理过程。代谢率的高低直接与氧的消耗紧密相关，因此可通过测量每分钟氧的消耗（VO_2）来反映机体代谢率。成人静息状态下的代谢率约为 3 mL/(kg·min) 或 120 mL/(min·m²)，小儿为 4 mL/(kg·min)，婴儿则为 5 mL/(kg·min)。人体代谢率受中枢神经系统调节，其增减变化与运动及其他多种因素相关。代谢率增高见于运动、发热、药物应用及激素水平变化等，而代谢率降低见于睡眠状态、肌肉松弛和降温等。在剧烈运动状态下，机体代谢率可高达静息状态的 5 倍。当代谢率改变时，随着心排血量变化，机体的代谢底物和氧的供给相应发生等比例变化。正常状态下，血流中可供代谢的氧通常是机体组织摄氧量的 5 倍。机体通过复杂的神经体液调节机制维持机体的自稳态。

正常生理状态时，氧通过肺进入血液，继而经灌注毛细血管到达组织。不同的脏器氧摄取率不同，但全身整体组织代谢摄取了血液中 20%～25% 的氧，因此有 75%～80% 的氧存留于静脉血中回到心和肺。代谢中还产生 CO_2，其产生的总量（VCO_2）与氧耗量相等 [3 mL/(kg·min)]。CO_2 从血液进入肺并经呼出气体排出。不同脏器的氧耗量与 CO_2 产生量不同，但全身脏器的平均氧耗量与 CO_2 产生量可通过肺内氧与 CO_2 交换来测算。上述原理适用于所有年龄段和所有体型，所以相关指标多采用体重或体表面积（BSA）进行标化。

二、血氧含量

血氧含量（CO_2）是指血液中与血红蛋白结合的氧加上物理溶解于血浆中的氧含量。血氧含量计算公式为：血氧含量（mL/dL）＝Hb（mg/dL）×SO_2×1.36＋PO_2（mmHg）×0.003（注：Hb 为血红蛋白，SO_2 为血氧饱和度，PO_2 为血氧分压）。由于血氧含量指标本身难以直接测量，故临床上多利用可同时检测上述变量的血气测定仪通过该公式直接计算。由此公式可以看出，血氧含量的高低直接取决于血红蛋白结合氧的多少。而临床实践中较多关注的 PO_2 指标仅反映血液中物理溶解氧的高低，占氧含量权重的 0.003。因此 PO_2 指标并不能体现血氧含量的高低。

三、机体氧供与氧耗的平衡

供给组织代谢的氧总量为动脉血氧含量（CaO_2）乘以心排血量（CO），称为氧供给（DO_2），简称氧供。其公式如下：

$$DO_2（mL/min）＝CaO_2（mL/dL）×CO（L/min）×10$$

如果按照人体体表面积进行标化，则该公式可以表达为

$$DO_2[mL/(min·m^2)]＝CaO_2（mL/dL）×CI[L/(min·m^2)]×10$$

式中，CI 为心指数。根据此公式，成人正常 DO_2 约为 600 mL/ $(min·m^2)$，即由 20 mL/dL × 3.0 L/$(min·m^2)$ × 10 得来。而静息状态下组织氧耗（VO_2）为 120 mL/$(min·m^2)$。成人在静息状态下其 DO_2 中 20% 的氧将用于组织代谢，静脉血中则剩余 80% 的氧，反映为机体中心静脉混合血氧饱和度（SvO_2）80%。所以当人体正常呼吸时，正常动脉血氧分压（PaO_2）为 90 mmHg，动脉血氧饱和度（SaO_2）为 100%，动脉血氧含量（CaO_2）为 20 mL/dL；正常静脉血氧分压（PvO_2）为 40 mmHg，静脉血氧饱和度（SvO_2）为 80%，静脉血氧含量（CvO_2）为 16 mL/dL。机体处于运动、儿茶酚胺释放和感染状态时，氧耗量增加。而氧供可顺应氧耗量的变化而相应调节，维持 DO_2/VO_2 为 5∶1。很多病理生理状态下，如果患者血红蛋白保持不变，DO_2 主要的调控因素是心排血量。如果 DO_2 增加低于 VO_2 增加程度或者 DO_2 无法顺应氧耗量的增加而相应增加，则组织将从动脉血中摄取更多比例的氧，静脉血氧含量将从正常的 16 mL/dL 降至更低，SvO_2 也会低于 80%。即便如此，大部分时候机体还是可以耐受这种非理想状态，但一旦 DO_2/VO_2 低于 2∶1，意味着动脉血中超过 50% 的氧被组织摄取。在这个临界点，机体提供的氧不足以维持有氧代谢依赖性代谢活动，而转为无氧代谢，导致能量耗竭和高乳酸性酸中毒。在 DO_2/VO_2 低于 2∶1 时，VO_2 则依赖于 DO_2 变化而相应改变。机体对于无氧代谢状态最多可耐受数小时，根据病理生理状态不同耐受时间长短不一。如无氧代谢状态持续存在，不及时纠正则导致循环和代谢的衰竭。

应该注意，以上表述是针对机体全身平均氧代谢参数，而机体不同脏器代谢率不同，如神经系统及心、肝等脏器代谢率高于机体平均水平，如果机体整体 DO_2/VO_2 为 2∶1，而此时有可能高代谢率的脏器已经处于相对无氧代谢状态。所以病理生理学及临床相关医学教材基于上述考虑将维持有氧代谢的 DO_2/VO_2 安全阈值划为 3∶1 而不是生理临界值 2∶1。

近年在危重病医学和临床体外循环技术实践中，均提出以保证氧供为治疗与支持目标的目标导向治疗理念，其重要理念组成之一即针对危重患者要个体化维持 DO_2/VO_2 接近正常值 5：1，或至少高于安全值 3：1。所以在危重患者诊治过程中应了解患者当时的氧供与氧耗状态，据此制订治疗计划，并帮助判断是否需要及时建立有效 ECMO 以提高氧供。

（司　敏　刘晓静）

第四章
ECMO 模式

一、静脉-静脉 ECMO（V-V ECMO）

V-V ECMO 是指静脉血由 ECMO 系统引流出体外，经氧合器的气体交换，氧合后的血液再回到静脉循环中的 ECMO 模式（图 4-1）。

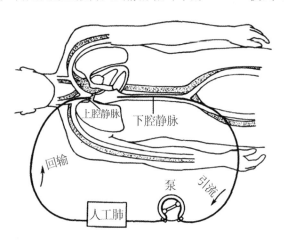

上腔静脉　下腔静脉

回输

泵　引流

人工肺

图 4-1　V-V ECMO（股静脉-颈内静脉）示意

（一）V-V ECMO 的血流动力学特点

因为 ECMO 管路是密闭的，任何时候 ECMO 管路引出和输入的血液都是相等的，不会导致中心静脉或者右心房的容量或压力发生改变，也不会影响右心室和左心室的充盈，所以 V-V ECMO 不直接导致血流动力学改变。此时动脉血气的氧分压和二氧化碳分压指标是患者右心室血液和肺功能状态的综合表现，患者的体循环血液完全来自患者心排血量，而与V-V ECMO血流量无关，但有效V-V ECMO由于改善了氧供和相应呼吸机参数调整对胸内压等指标的影响，对血流动力学具有间接的有利影响。

（二）V-V ECMO的气体交换特点

V-V ECMO运行时，部分来自全身的静脉血被ECMO引流至体外，经过氧合器氧合后，与来自全身脏器的静脉血混合，使得右心房的血液氧含量升高，二氧化碳含量降低，这种混合后具有较高氧含量的血液经右心室、肺循环和左心系统进入体循环。如果患者处于严重低氧血症、呼吸衰竭情况，自身肺换气功能严重受损甚至丧失，此时的动脉血气指标是ECMO氧合血和自身未进入ECMO氧合的静脉血混合后经左心搏出的结果。所以临床上V-V ECMO辅助过程中，在ECMO血流量大小、自身静脉回流血量、肺功能和心排血量四大因素的综合影响下，动脉血氧饱和度在60%~90%。只要患者具有足够的心排血量和血红蛋白（氧含量），即使这种未充分氧合的动脉血也可满足正常的全身氧供。这种现象常常让ICU医生产生困扰，因为对于非ECMO辅助患者都习惯于保持氧饱和度>90%。但如果对V-V ECMO辅助患者计算氧供（DO_2）/组织氧耗（VO_2），同时连续监测乳酸等无氧代谢指标，会逐渐理解和适应这种临床氧合管理目标。

（三）V-V ECMO的优点

（1）ECMO无须动脉置管，可保留动脉功能，对血流动力学影响较小。

（2）左心室射出血液中混合了经ECMO氧合后的静脉血，因此能使心脏冠状动脉的循环得到较多氧合。

（3）有利于保护重要脏器，不损伤动脉，减少发生体循环栓塞的风险。

（四）V-V ECMO 的缺点

（1）对循环功能支持力度小，仅能通过改善心肌氧合而间接支持循环。

（2）某些情况下 V-V ECMO 所提供的氧输送不能满足机体所需，所以肺部疾病严重患者仍需提供一定程度的气体交换，如机械通气。

二、静脉-动脉 ECMO（V-A ECMO）

V-A ECMO 是指右心房的静脉血由 ECMO 系统引流出体外，经氧合器的气体交换，氧合后的血液从动脉进入左心系统的 ECMO 模式（图 4-2）。

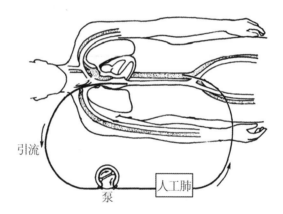

图 4-2　V-A ECMO（颈内静脉-股动脉）示意

（一）V-A ECMO 的血流动力学特点

V-A ECMO 支持时，心和肺的功能可被 ECMO 部分或完全替代，当 V-A ECMO 流量处于部分支持时，ECMO 灌注血液与患者自身经过肺循环到左心室的射血在主动脉内混合，因此患者动脉血氧分压和二氧化碳分压反映的是上述两个来源血液的混合表现。因为患者自身心肺和 ECMO 是并联关系，所以随着 ECMO 流量增加，患者自身心排血量降低，导致体循环血流从搏动状态趋向非搏动状态。患者总的体循环血流量为 ECMO 加上经自身肺和心的血流之和，随着静脉血从患者右心房引出经 ECMO 系统泵入主动脉内，总的血流量保持稳定，但由于左心室射血减少，使得动脉波形逐渐降低或减弱。由于 ECMO 血流高于左心室输出量，使得总的循环血流量增加，只要静脉回流充分，则 V-A ECMO 通过同时增加血液氧含量和血流量提高全身氧供，并因为有较高的血流量通过阻力血管而改善全身血压。

（二）V-A ECMO 的气体交换特点

当 V-A ECMO 运转时，完全氧合的血液经过 ECMO 管路泵入主动脉，与左心室射血混合。混合后的血液氧合良好，并具有正常范围的 PCO_2。此时患者根据需要可以脱离呼吸机并维持清醒状态。如果患者是股动脉插管，经 ECMO 氧合的血液从股动脉朝向近心端灌注，两股方向相反的血流在主动脉内某处形成交汇混合界面。如果该混合界面位于升主动脉，灌注脑和心脏冠状动脉循环的血液可充分氧合，而如果该混合界面位于主动脉弓甚至以远，则导致脑和心脏冠状动脉灌注氧合不足的血液。

（三）V-A ECMO 的优点

（1）可以提供全部或部分的心肺功能支持。

（2）氧输送力度高。

（3）降低心脏前负荷，促进病情恢复。

（四）V-A ECMO 的缺点

（1）股动脉插管时，ECMO 经股动脉插管泵入的氧合血不能充分达到主动脉弓高度，最终导致半身低氧血症，影响心脏和中枢系统等重要器官的血供。

（2）可能因血栓进入动脉而发生栓塞风险。

（3）ECMO 支持时提供的是无搏动的血流，可能降低器官对缺氧的耐受性。

（4）如果左心室功能严重衰竭，股动脉插管的血流会超过左心室射血力，因此会发生急性肺水肿，若不及时行左心房减压，可导致严重后果。

三、V-V ECMO 与 V-A ECMO 的比较

V-V ECMO 与 V-A ECMO 的比较见表 4-1。

表 4-1　V-V ECMO 与 V-A ECMO 的比较

项目	V-V ECMO	V-A ECMO
插管部位	只需静脉插管，可一处插管	静脉和动脉插管
可达到的 PaO_2 值	45~80 mmHg	60~150 mmHg
氧供监测指标	静脉血 SvO_2，跨膜 O_2 分压差，患者 PaO_2，膜前 SO_2 的变化趋势	混合血 SvO_2，患者 PaO_2，计算耗氧量
对心功能的影响	无直接作用；中心静脉压（CVP）和脉搏搏动不受影响；增加冠状动脉的氧供；降低右心室前负荷	降低前负荷，增加后负荷；脉搏搏动减弱；冠状动脉血主要来自左心室射血；心肌顿抑发生率高
供氧能力	中等，增加引流管、提高引流量可增加氧供	高
循环支持	无直接作用，可通过增加心排血量、冠状动脉血流量和改善肺循环间接对循环辅助	部分或完全替代心脏做功
对肺循环血量的影响	无血流变化，增加肺循环氧供	中等或明显降低
存在右向左分流	增加主动脉血液血红蛋白饱和度	降低主动脉血液血红蛋白饱和度
存在左向右分流	可能发生肺充血和低血压	可能发生肺充血和低血压
再循环	有（15%~50%），是影响患者氧供的主要因素	无

（祁绍艳　吕会力）

第五章

ECMO 治疗指征、适应证和禁忌证

ECMO 作为一种脏器支持治疗手段，对原发病本身没有直接治疗作用。成人 V-V ECMO 治疗的目标是提供相对于常规机械通气更为有效和安全的支持，为诊断和治疗原发病争取更多的时间，最终改善患者的预后。

第一节　成人 V-V ECMO 治疗指征、适应证和禁忌证

一、治疗指征与适应证

（一）治疗指征

（1）PaO_2/FiO_2（吸入气氧浓度）< 50 mmHg（1 mmHg=0.133 kPa）超过 3 h。

（2）PaO_2/FiO_2 < 80 mmHg 超过 6 h。

（3）动脉血 pH < 7.25 并伴有 $PaCO_2$ > 60 mmHg 超过 6 h。

（二）适应证

1. 急性呼吸窘迫综合征（acute respiratory distress syndrome，AR-DS）采用肺保护性通气［潮气量为 6 mL/kg，呼气末正压（PEEP）≥ 10 cmH_2O（1 cmH_2O=0.098 kPa）］并且联合肺复张、俯卧位通气和高频振荡通气等处理，在吸纯氧条件下，PaO_2/FiO_2 < 100 mmHg，或

肺泡-动脉氧分压差 $[P_{(A-a)}O_2]$ > 600 mmHg；或通气频率 > 35 次/min 时 pH < 7.2 且平台压 > 30 cmH_2O；年龄 < 65 岁；机械通气时间 < 7 d；无抗凝禁忌。对于具有气压伤高风险或有明显 CO_2 潴留的患者，可采用体外 CO_2 清除（$ECCO_2R$）有效降低平台压和潮气量或 CO_2 水平，并改善右心功能。

2. **肺移植** 术前，ECMO 不但可以维持受体在等待肺源过程中的通气与氧合，还可应用清醒 ECMO 以避免气管插管所带来的肺部感染等相关并发症，保证术前康复锻炼，提高移植的成功率。术中，在行单肺通气不易维持通气和氧合，或阻断一侧肺动脉时肺动脉压力急剧升高致严重血流动力学障碍时，采用 ECMO 可保证手术顺利进行，从而避免传统体外循环。术后，因严重再灌注肺水肿、急性排斥、感染或手术并发症致严重呼吸衰竭时，也可采用 ECMO 进行支持；而对于有严重肺动脉高压的患者，术后应用 V-A ECMO 有利于左心功能的逐渐恢复。

3. **慢性阻塞性肺疾病（COPD）** 病例对照研究结果表明，EC-CO_2R 可使大部分无创通气失败、需要有创通气的重症 COPD 患者避免插管，并有可能降低住院病死率。此外，有应用 $ECCO_2R$ 成功为接受机械通气的 COPD 患者脱机的报道。但应用 $ECCO_2R$ 避免 COPD 急性加重插管或辅助撤机的资料很少，其指征尚不明确，需要更深入的研究。

4. **支气管哮喘** 哮喘患者的 ECMO 支持成功率高达 79.3%（23/29）。对于平台压 > 35 cmH_2O 同时伴有严重呼吸性酸中毒（pH < 7.1），或血流动力学难以维持者，若无 ECMO 禁忌，可积极行 ECMO 或 $ECCO_2R$。

5. **肺动脉栓塞** 对于伴有严重血流动力学障碍而又不宜常规溶栓者，或者需要手术迅速解除梗阻者，行 V-A ECMO 可以迅速降低右心负荷，稳定血流动力学，并改善氧合。

二、禁忌证

（一）绝对禁忌证

ECMO 没有绝对禁忌证，团队的经验及与患者家属的沟通有时候是决定性的。

（二）相对禁忌证

（1）导致呼吸衰竭的原发病不可逆：如导致呼吸衰竭的原发病不可逆，如运动神经元病等，不建议行 ECMO 治疗。

（2）严重脑功能障碍：瞳孔散大、左右不对称、对光反射消失等提示大脑缺血时间长。神经系统功能障碍的患者，即使心肺功能在后期的辅助支持中能够恢复，也不建议行 ECMO 辅助治疗。

（3）有应用肝素的禁忌：如严重凝血功能障碍、难以控制的出血、近期颅内出血、对肝素过敏、肝素诱导的血小板减少症（heparin-in-duced thrombocytopenia，HIT）等。

（4）恶性肿瘤：合并癌性病变的患者行 ECMO 支持的必要性不大。各类恶性肿瘤均是 ECMO 的明确禁忌证。

（5）高通气支持水平（气道平台压 > 30 cmH$_2$O，FiO$_2$ > 80%）应用 > 7~10 d：机械通气时间过长（> 7~10 d）表明原发病诊治较为困难，或者合并有严重气压伤、呼吸机相关肺部感染或多脏器功能衰竭等并发症，会大大降低 ECMO 的成功率。

（6）有合并症与并发症：在严重呼吸衰竭的基础之上再合并严重的合并症（如严重免疫力低下、高血压、糖尿病、冠心病、脑血管病、出/凝血功能障碍等）及并发症（如多个脏器严重功能不全），将会大大增加治疗的难度，从而显著降低 ECMO 的成功率。

（7）存在周围大血管解剖畸形或血管病变，限制通路的建立。

（8）高龄（> 80 岁）：高龄往往作为一个独立因素与 ECMO 的成功率及病死率相关。

（9）肥胖：对于体重 > 1 kg/cm（身高）或者体重指数（BMI）> 45 kg/m² 的患者，目前的氧合器所提供的氧供尚难以满足需求。

ECMO 存在相对禁忌证，是否上机成功取决于团队的经验及所在医院对这种疾病的综合诊治能力。

第二节　成人 V-A ECMO 治疗指征、适应证和禁忌证

一、治疗指征与适应证

（一）治疗指征

（1）恶性心律失常或心搏骤停心肺复苏（CPR）> 20 min。

（2）心源性休克在最大剂量血管活性药物和（或）主动脉内球囊反搏（IABP）支持下，心脏指数 < 2 L/(m²·min)，平均动脉压（MAP）< 60 mmHg，尿量≤0.5 mL/(kg·h)。

（3）其他心功能异常，仅依靠药物不能改善，需要机械辅助作为过渡的情况。

（二）适应证

1. 冠状动脉粥样硬化性心脏病（冠心病）　外科手术是冠心病最有效的治疗方法之一，但术后心肺功能障碍的发生率可达 3%~5%，约 1% 的患者心和（或）肺功能障碍难以控制，应用药物或 IABP 治疗效果不明显，需要机械辅助循环和呼吸。国外已有报道 ECMO 成功用于救治心脏术后心源性休克的危重患者，ECMO 技术作为新的心肺辅助治疗手段，可以同时实现气体交换和中心泵功能，在患者心肺功能严重受损、常规治疗无效时，提供持续有效的呼吸循环支持，为心肺功能的恢复创造条件。

2. 急性心肌梗死（acute myocardial infarction，AMI）　急性心肌梗死患者中有 8%~10% 伴发心源性休克（cardiogenic shock，CS），常规

正性肌力药、缩血管药物和 IABP 辅助治疗可以增加心排血量约 0.5 L/min。当患者心功能太差，心排血量很低时就需要进一步的机械循环辅助治疗。1966 年首次有文献报道 AMI 合并 CS 患者使用机械循环辅助方法治疗，此后随着手术技术、辅助装置和复苏手段的提高，辅助治疗生存率得以改善。近期一项对 500 例 CS 患者使用机械循环辅助的 Meta 分析得出院内存活率超过 50%。尽管 ECMO 用于这些患者的治疗目前仍然缺乏随机对照研究或指南，但被临床医生广泛认可的事实是，AMI 合并 CS 患者经传统治疗生存可能性仍然很小时，ECMO 则应该应用于那些有可能进行心脏移植的患者。

3. 心源性休克　心源性休克导致的低心排血量综合征是心脏外科术后最常见的并发症之一，发生率为 3%~5%。尽管大多数患者可以通过应用血管活性药物和 IABP 治疗，但仍然有约 1% 的患者心肌功能不能通过上述治疗改善。ECMO 可以有效地进行心脏手术后心源性休克的辅助治疗，改善机体氧合，排除多余 CO_2，维持血流动力学稳定，促进心肺功能的恢复，降低病死率。

据统计，有 0.5%~1.2% 的心脏手术患者会出现术后不能脱离体外循环机，或脱机后在 ICU 中出现药物和 IABP 辅助治疗仍然无效的低心排血量现象，此时患者需要进一步的机械循环辅助治疗。这部分患者同时合并肺部疾病时辅助手段首选 V-A ECMO。有报告显示，对术后心功能衰竭接受 ECMO 辅助并成功撤机存活患者和接受 ECMO 辅助过渡为心室辅助装置或心脏移植后存活患者做术后 5 年随访，发现两种治疗途径生存率基本相同。

4. 暴发性心肌炎　病毒性心肌炎时病毒直接侵犯心肌、冠状动脉，致心肌缺氧、缺血、水肿和代谢障碍，使心肌细胞除极化过程受到抑制，引起严重广泛的急性心肌损害，突出表现为心力衰竭、心源性休克、严重心律失常或猝死。

在急性病毒性心肌炎的诊断标准基础上，出现阿-斯综合征、充血性心力衰竭、心肌梗死样心电图改变、心源性休克、急性肾衰竭、持续性室性心动过速伴低血压或心包炎等一项或多项，诊断为暴发性心肌炎。暴发性心肌炎起病急，进展快，一旦发生心搏骤停，预后极差。

在暴发性心肌炎患者出现严重的心功能不全且药物治疗无效的情况下，为了使患者维持正常有效的血流动力学功能，采用 ECMO 支持治疗已经成为此类患者的首选。2008 年 ELSO 的全球 ECMO 统计结果显示：ECMO 应用于暴发性心肌炎治疗成功率最高，在成人患者中存活率可达到 71%。ECMO 可为此类患者提供有效的循环呼吸支持，等待进一步针对病因的有效治疗，同时避免了其他重要脏器因缺血缺氧造成的严重损伤而致功能不全。

急性暴发性心肌炎伴心源性休克患者常规治疗死亡率高达 50%~70%，这时往往需要机械循环辅助治疗，ECMO 为这类患者提供循环辅助，一般在 2 周内可能使心脏功能恢复正常，可以撤机，文献报道辅助成功率为 60%~90%。但应注意这部分患者往往需要较高的辅助流量，辅助刚开始时心功能很差，易出现左心室心肌运动减弱和左心室膨胀，应定期做超声检查以早期发现心室膨胀或心室内血栓形成，积极采取必要左心减压措施，防止左心室内血栓形成和肺淤血等严重并发症出现。

5. 瓣膜病　重症瓣膜病是瓣膜严重病变的晚期病理表现，这类患者的泵功能很差，多合并多脏器功能不全或心脏恶病质。传统手术后易出现心功能不全和继发多脏器功能衰竭（MSOF）而影响预后。瓣膜病因其机械因素导致心源性休克，在外科手术前，ECMO 不适合此类患者。手术后出现严重心源性休克，可用 ECMO 进行支持，在此期间使手术中缺血再灌注损伤的心肌得以修复。

重症瓣膜病术后主要死因为低心排血量综合征、多脏器功能不全和心室颤动，而低心排血量综合征是引起死亡的首位因素。重症瓣膜病术后通过 ECMO 转流，降低了前负荷，使肺得到休息，减轻再灌注损伤，从而减少术后低心排血量综合征的发生。应用 ECMO 辅助，心脏的前负荷可降低约 30%，有利于术后心功能的恢复和预防术后心源性休克的发生。

ECMO 在重症瓣膜病循环支持中表现的特点：①有效地改善低氧血症，排出 CO_2，避免长时间高氧吸入致氧中毒和机械支持致肺损伤。②有效地进行心脏支持，避免大量正性肌力药物的使用和因此所致心律失常的发生；避免心肌细胞的凋亡，让顿抑的心肌得到恢复。③降低心脏前后负荷，对心室重构的预防有意义。④有效地调控水、电解质代谢和酸碱平衡。正常情况下，该类手术心功能障碍的发生率为 3%~5%，通过药物和 IABP 可脱离体外循环，然而约有 1% 的患者由于难以控制的心脏和（或）肺功能障碍需要长时间的 ECMO 支持。

6. 重度感染性休克　重度感染性休克的患者，体内存在大量的细菌或病毒。它们释放毒素造成全身细胞功能障碍，细胞对氧利用率降低，处于缺氧状态。同时血管扩张，外周阻力降低，血压下降，组织灌注不足，细胞缺氧，大量乳酸产生。一些毒素可直接对心肌造成损伤，使心排血量降低。以往的经验认为，ECMO 对感染性休克的作用有限。经过多年的实践证明，高流量 ECMO 可有效地对此类患者进行支持，有利于患者早日康复。

7. 中毒　中毒是由于机体受到毒物作用，发生功能性和器质性变化后而出现的疾病状态。毒物的毒理多样复杂，如镇静催眠药过量可严重抑制呼吸和循环功能；有机磷农药中毒，使体内乙酰胆碱积蓄，而导致严重的肺水肿和心律失常；蛇毒可造成呼吸麻痹、急性心力衰竭和肾衰竭。ECMO 有效的呼吸循环支持可挽救某些中毒患者的生命。ECMO 一方面为患者提供有效呼吸循环支持，另一方面可通过人工肾、人工肝有效地将毒物快速排出。

8. 心搏骤停　资料显示，应用 ECMO 作为体外心肺复苏（extra-corporeal cardiopulmonary resuscitation，ECPR）的手段，能适当提高心搏骤停患者的抢救成功率，ECPR 在提高心搏骤停成年患者出院生存率和改善神经功能状态方面，效果优于传统心肺复苏；而患者开始

ECMO 辅助前的血肌酐和乳酸水平有可能是反映预后的重要指标。能否恢复有效循环和有无神经系统并发症是影响救治成功率的重要因素。

心搏骤停患者的急救复苏技术不断提高，其自主循环恢复率已可达 40%~60%，但其出院生存率依旧较低，仅为 14%~19%。有证据表明，即使对心搏骤停患者进行了及时的抢救，现行传统心肺复苏（conventional cardiopulmonary resuscitation，CCPR）也无法为机体提供充足的氧供和灌注。20 世纪 80 年代，学者开始把 ECMO 用于 CPR 动物模型的探索，研究证实，即使自主循环和呼吸尚未恢复，在 EC - MO 的辅助下，机体的氧分压和血氧饱和度也足以维持其生物学生命，为 ECMO 与 CPR 相结合用于心搏骤停患者的急救复苏奠定了理论基础。ECPR 在提高主动脉压力和冠状动脉血流方面，效果明显优于 CCPR，这有助于保持心肌活力，促进自主循环恢复；除此之外，ECPR 可以为患者的大脑提供持续有效的灌注，迅速恢复其有氧代谢，并通过保温水箱实现亚低温治疗，降低脑组织氧耗，减轻脑水肿，保护血脑屏障。Kern 等研究表明，复苏患者确定存在心肌功能不全，多发生于复苏后 4~7 h，且于数天内完全缓解，在这一阶段使用 ECMO 进行机械循环辅助，可以促进心脏收缩及舒张功能的恢复，避免患者发生反复心搏骤停。

识别早期可能出现的预示不可逆心搏骤停的预警信号，适时采用 ECMO 使患者度过急性期，十分重要。维持有效的 CPR 和早期呼吸机支持是保证脑灌注压的基础。暴发性急性心肌炎一旦发生心搏骤停应首先行 ECMO 治疗。常规复苏很难恢复自主心律，同时在医生无法判定神经系统是否受损的情况下，ECMO 可成为一个有效的工具。

二、禁忌证

（一）绝对禁忌证

（1）心脏病理解剖未能纠正：由于心脏病理解剖未能纠正导致的心肺功能不全，单纯通过 ECMO 支持将无法从根本上解决问题，在断定患者合并明确的外科矫治问题时，应该积极行矫治手术，而后根据心功能恢复情况决定是否需要 ECMO 的进一步辅助支持。

（2）恶性肿瘤终末期：合并癌性病变的患者行 ECMO 支持的必要性不大。

（3）神经系统功能障碍：在紧急心肺复苏超过 30 min 的患者中，发生神经系统病变的居多。瞳孔散大、左右不对称、对光反射消失等提示大脑缺血时间长，有不可逆的严重的神经系统损害。

（4）终末期多器官衰竭。

（5）严重凝血功能障碍、难以控制的出血、颅内出血。

（二）相对禁忌证

ECMO 可通过有效的血液灌注和气体交换而维持生命。血流动力学在常规治疗无效的情况下可应用此技术维持生命。但一定要明确 ECMO 的目的，即等待恢复还是等待供体。所以估计以上目的达不到时，不要实施 ECMO。严重出血患者不宜实施 ECMO，因为大量出血，而补充大量库血，可严重影响肺功能并造成进一步凝血功能紊乱，而导致 ECMO 的失败。体外循环高流量还不能维持基本血流动力学稳定时，不宜实施 ECMO。ECMO 只能提供部分循环支持，如果全部的血流通过 ECMO 系统，可导致肺循环的血流缓慢或停滞，进而发展为肺小血管的严重栓塞。目前随着相关医疗技术的不断提高，此类明确禁忌证在某些场合也可能被打破。

（1）脓毒症休克：尽管 ECMO 辅助支持后感染是其重要的并发症，但是由于许多严重感染进展迅速，可能在很短时间内即发展为脓毒症休克，循环呼吸功能无法维持，在脓毒症进一步控制的基础之上，有必要迅速建立有效的循环呼吸支持，为进一步治疗赢得时间。

（2）免疫抑制：机体免疫功能受损或应用大剂量免疫抑制剂导致的免疫障碍，有可能因为侵入性治疗而导致继发感染及感染扩散，有必要在 ECMO 应用前慎重考虑。

（3）急性或慢性不可逆的心肌功能障碍：在无法判定心肌损伤可逆与非可逆情况下，有可能将 ECMO 作为尝试性治疗措施应用，从而争取时间进一步判定治疗。

（4）中枢神经系统损伤或功能障碍：通常患者在建立 ECMO 之前处于麻醉及镇静状态，不容易及时准确判定当时的功能状态，为了有效支持患者生命而建立 ECMO 维持呼吸循环功能，可争取早日判定中枢神经系统功能并选择进一步治疗。

（5）出血性病变：肝素抗凝后可能因无法控制的继发性出血导致 ECMO 失败。另外，特殊原因出血导致的呼吸衰竭，如免疫性疾病导致肺部肺泡出血引起的呼吸衰竭，ECMO 是绝对禁忌证。

（6）其他：确诊为人类免疫缺陷病毒（HIV）携带，或其他传染性疾病。

第三节　新生儿 V-A ECMO 适应证与禁忌证

一、适应证

1. 先天性膈疝　先天性膈疝（congenital diaphragmatic hernia，CDH）是由于胚胎时期膈肌闭合不全，致单侧或双侧膈肌缺损，部分腹腔内脏器官通过缺损处进入胸腔，从而引起一系列病理生理变化的一种先天性疾病，常伴有其他畸形和心肺发育异常。膈疝可对心肺功能、全身情况均造成不同程度的影响，是新生儿急危重症之一。CDH发病率为新生儿的（1:2 500）~（1:5 000），主要死亡原因是 CDH 合并的肺发育不良。

早期先天性膈疝行紧急修补手术以期尽早维持生命体征平稳，但是紧急手术可能降低呼吸系统的顺应性并且会有增加死亡率的潜在风险。很多因素可以预测先天性膈疝患儿是否需要 ECMO 支持。肺的面积和头围比、胎龄、右侧疝、24 h 简易新生儿危重评分（SNAP-Ⅱ评分）可作为是否需要 ECMO 辅助支持的预测因子。

2. 先天性心脏病　先天性心脏病在手术矫正前不宜应用 ECMO。在外科手术矫正满意后，如出现严重心力衰竭可考虑安装 ECMO。

3. 心肌炎　心肌炎是心肌局限性或弥漫性的急性或慢性炎症，可分为感染性和非感染性心肌炎两大类。对于此类患者 ECMO 作用十分明显。它可帮助患者度过急性暴发性心力衰竭，避免心脏急速扩大或转化为心肌病。当患者度过这一危重期后，心功能逐渐改善，病情稳定。此类患者的 ECMO 生存率可高达 71%。由于心肌炎的心肌损伤恢复可能性大，患者年龄较小，ECMO 的成功率高，是 ECMO 最佳适应证。

4. 心肌病　世界卫生组织及国际心脏病学会将心肌病分为扩张型、肥厚型、限制型、致心律失常型和特异性心肌病。ELSO 报告的 16 岁以下心肌病患者 ECMO 支持存活率为 50% 以上。此治疗目的是阻止心室重构，避免心肌进一步受损，以延长存活时间。ELSO 的资料还表明，16 岁以上的心肌病患者 ECMO 支持的效果不佳，存活率仅为 31%。

5. 肺动脉高压　肺动脉高压是指静息时肺动脉平均压 > 3.33 kPa（25 mmHg）或运动时 > 4 kPa（30 mmHg）。由于肺血管阻力为肺动脉平均压和肺静脉平均压之差与肺血流量之比，即肺动脉平均压为肺静脉平均压加上肺血管阻力与肺血流量乘积之和，因此凡引起肺静脉压、肺血流量和肺血管阻力增高的因素均可引起肺动脉高压。对于新生儿顽固性肺动脉高压，目前最好的办法就是及早使用 ECMO 支持治疗。当然，ECMO 对那些不可逆肺动脉高压如原发性肺动脉高压患儿的使用仍有争议。对于常规药物治疗肺动脉高压患儿无效的情况下，仍可首选 ECMO 辅助，可以明显提高患儿生存率。

二、禁忌证

（1）致死性出生缺陷。

（2）Ⅲ级或Ⅲ级以上脑室内出血。

（3）难以控制的出血。

（4）其他不可逆的脑损伤。

三、相对禁忌证

（1）不可逆的脏器损害（除非考虑器官移植）。

（2）体重＜2 kg，胎龄＜34 周。

（3）机械通气＜14 d。

（刘　英　郭　燕）

第一节　ECMO 置管技术基础

ECMO 是采用体外循环技术进行操作和管理的一种辅助治疗手段，是将静脉血从体内引流到体外，经膜式氧合器氧合后再用离心泵将血液灌注到体内，可进行长时间心肺支持。临床上主要用于呼吸功能不全（V–V ECMO）和（或）心功能不全（V–A ECMO）的支持。无论是 V–V ECMO 还是 V–A ECMO，安全有效地置管上机是启动ECMO 的重要基本步骤。

一、颈内静脉解剖学基础

颈内静脉（图 6-1）从颅底静脉孔内穿出，在颈动脉鞘内与颈内动脉和颈总动脉伴行，先位于颈内动脉后侧，然后在颈内动脉与颈总动脉的外侧下行，最后在颈总动脉的外侧稍偏前方与锁骨下静脉汇合。

颈内静脉的解剖特点如下。

（1）颈内静脉上段在胸锁乳突肌前缘内侧，中段在胸锁乳突肌锁骨头前缘的下面，下段位于胸锁乳突肌胸骨头与锁骨头构成的三角（锁骨上小窝）内。

（2）颈内静脉末段后方是锁骨下动脉、膈神经、迷走神经和胸膜圆顶，在该处颈内静脉和锁骨下静脉汇合，汇合后右侧进入右头臂静脉，左侧进入左头臂静脉。右胸膜圆顶较左侧低，右侧颈内静脉的穿刺点到乳头的连线，几乎与颈内静脉的走向平行，容易穿刺，更不会穿破胸导管，所以右侧颈内静脉是 V-V ECMO 首选途径。

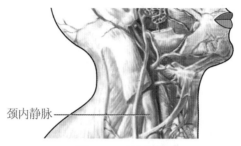

图 6-1　颈内静脉

（3）颈内静脉周围解剖关系：颈动脉鞘内有颈内静脉、颈内动脉、颈总动脉、迷走神经；颈内静脉上段位于颈内动脉的后外侧，下段位于颈总动脉前外侧；颈内静脉后方有膈神经、甲状颈干、椎静脉、锁骨下动脉、胸导管（左侧），内侧有颈内动脉、颈总动脉。

颈内静脉是头颈部最大的静脉，管径粗大（内径 1.3～1.5 cm），应了解静脉血管的内径以指导合适 ECMO 插管的选择。在实际临床中，颈内静脉血管穿刺置管时，往往存在颈内静脉血管的解剖位置发生变异的情况，不同位置的解剖变异发生率如图 6-2 所示。

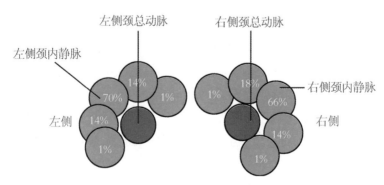

图 6-2　颈内静脉的解剖变异情况

（图中数字表示该位置解剖变异的发生率）

二、股静脉解剖学基础

股静脉（图 6-3）是下肢的主要静脉干，其上段位于股三角内。股三角位于股前部上 1/3，为底在上、尖朝下的三角形凹陷。底边为腹股沟韧带，外侧边为缝匠肌内侧缘，内侧边为长收肌的内侧缘。股三角的尖位于缝匠肌与长收肌相交处，此尖端向下与收肌管的上口相连续。股三角的前壁是阔筋膜，其后壁凹陷，自外向内依次为髂腰肌、耻骨肌和长收肌及其表面的筋膜。股三角内有股神经、股动脉及其分支、股静脉及其属支和腹股沟淋巴结等，股动脉居中，外侧为股神经，内侧为股静脉，寻找股静脉时应以搏动的股动脉为标志。

股静脉周围解剖关系：股静脉外侧为股动脉、股神经，上方为腹股沟韧带、腹膜腔、髂动脉。

股静脉内径为 6.5~9 mm，应了解股静脉血管的直径以指导合适 ECMO 插管的选择。

三、股动脉解剖学基础

股动脉（图 6-3）在血管腔隙的部分，位于股静脉与耻骨梳韧带之间，与静脉包于一个共同的血管鞘中，但两者之间有结缔组织间隔。股动脉在股三角内，起始段 3 ~ 4 cm，外径较粗，可达 9.0 mm，股动脉的这一部分位置较浅，位于隐静脉裂孔（卵圆窝）镰状缘的深侧。在隐静脉裂孔及镰状缘的表面尚有腹股沟浅淋巴结、旋髂浅静脉及腹股沟神经分布。靠近股三角尖处，股内侧皮神经从外侧向内侧跨过股动脉，隐神经在股动脉外侧进入收肌管。在股动脉后面，从外侧向内侧股鞘、股管、股静脉、淋巴管依次和腰大肌肌腱、耻骨肌、长收肌相邻。股动脉的外侧为股神经。在髋关节和膝关节屈曲并外旋与外展状态下，自髂前上棘至耻骨联合连线的中点，向内下至股骨内上髁连线，此线的上 2/3 的部分，即股动脉的体表投影。

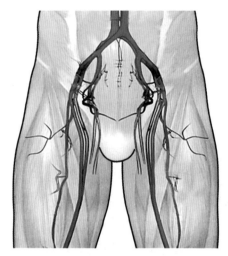

图 6-3　股静脉、股动脉

ECMO 插管建立前常规应用超声评估血管情况，如下肢动脉的超声评估。股总动脉、股浅动脉、腘动脉、足背动脉、腋动脉血管内径及血流速度如表 6-1 所示。

表 6-1　下肢动脉内径和血流速度表

名称	内径/mm	血流速度/（cm/s）
股总动脉	6.6~9.2	75~120
股浅动脉	5.1~8.0	44~87
腘动脉	4.5~6.5	29~77
足背动脉	1.9~2.7	30~52
腋动脉	4.1~5.8	66~119

四、插管的选择

成人及大于 25 kg 儿童于外周血管建立 ECMO，25 kg 以下儿童及婴幼儿于颈部、开胸中心建立 ECMO。患者在实施 ECMO 插管前，应常规应用超声进行插管部位动脉、静脉及重要血管的筛查，了解血管的解剖关系、变异程度、病理改变情况和血管的口径。一般血管内径（mm）乘以 3 求得的数值为可插入血管的 ECMO 插管最大口径。实际 ECMO 动、静脉插管中，多选择比测量数值小 1~2 F 的插管，既可保证 ECMO 血流量，又可减少插管过粗带来的相关并发症。

ECMO 管路口径和动、静脉插管型号的选择对照如表 6-2 所示。

表 6-2　ECMO 管路口径和动、静脉插管型号的选择对照

体重	< 2 kg	2~5 kg	5~10 kg	10~20 kg	25~70 kg	> 70 kg
ECMO 管路口径/英寸	1/4	1/4	1/4	1/4	3/8	3/8
ECMO 插管口径/英寸	1/4	1/4	1/4	1/4	3/8	3/8
动脉插管型号	8 F	8~10 F	12~14 F	14~15 F	15~17 F	17~19 F
静脉插管型号	10~12 F	12~14 F	14~18 F	18~20 F	21~23 F	23~25 F

ECMO 动脉插管型号与尺寸对照如表 6-3 所示。

表 6-3　ECMO 动脉插管型号与尺寸对照

插管型号	口径/英寸	内径/mm	长度/cm
8 F	1/4	2.7	10
10 F	1/4	3.3	10
12 F	1/4	4.0	10
14 F	1/4	4.7	10
	3/8	4.7	31
15 F	3/8	5.0	44
16 F	3/8	5.3	44
17 F	3/8	5.7	44
18 F	3/8	6.0	44
19 F	3/8	6.3	44
20 F	3/8	6.7	44
21 F	3/8	7.0	44

ECMO 静脉插管型号与尺寸对照如表 6-4 所示。

表 6-4　ECMO 静脉插管型号与尺寸对照

插管型号	口径/英寸	内径/mm	长度/cm
8 F	1/4	2.7	10
10 F	1/4	3.3	10
12 F	1/4	4.0	10
14 F	1/4	4.7	10
	3/8	4.7	31
16 F	3/8	5.3	44
17 F	3/8	5.7	76
18 F	3/8	6.0	76
19 F	3/8	6.3	76
20 F	3/8	6.7	76
21 F	3/8	7.0	76
22 F	3/8	7.3	76
23 F	3/8	7.7	76
25 F	3/8	8.3	76

五、ECMO 置管方式

(一)经皮穿刺置管

在血管超声引导下,在腹股沟韧带下方先用穿刺针从表皮逐层穿刺股动、静脉入血管,见回血后置入导丝,拔出穿刺针,保留导丝,用手术尖刀轻轻挑开穿刺表皮 3~5 mm,使用血管扩张器逐级扩张,将动脉或静脉插管穿过导丝推至血管处,随即缓缓置入插管,当插管置入合适部位后(动脉导管置入股动脉约 10 cm,静脉导管须通过股静脉置入到下腔静脉与右心房交界处)仔细检查渗血处,严密止血,整理管道,局部皮肤固定(图 6-4)。

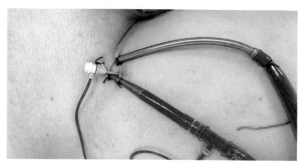

图 6-4　经皮穿刺置管

（二）半外科切开置管

在腹股沟韧带下方 1~2 cm 股动脉搏动明显处做一个 5~8 cm 的纵切口或横切口，钝性分离皮肤和皮下组织，先找到股动脉并游离，然后在股动脉内、后侧找到股静脉，游离股静脉表面（不必完全游离股静脉）。先用穿刺针从股动、静脉表面穿刺入血管，见回血后置入导丝，拔出穿刺针，保留导丝，使用血管扩张器逐级扩张，将动脉或静脉插管穿过导丝推至血管处，随即缓缓置入插管，当插管置入合适部位后（动脉导管置入股动脉约 10 cm，静脉导管须通过股静脉置入到下腔静脉与右心房交界处）仔细检查渗血处，严密止血，整理管道，局部皮肤固定（图 6-5）。

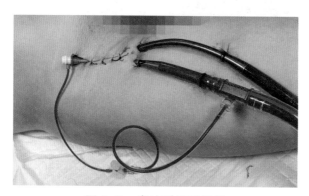

图 6-5　半外科切开置管

（三）外科直接切开置管

在腹股沟韧带下方 1~2 cm 股动脉搏动明显处做一个 5~8 cm 的纵切口或横切口，钝性分离皮肤和皮下组织，先找到股动脉并游离，然后在股动脉内、后侧找到股静脉，游离股静脉表面（不必完全游离股静脉）。在股静脉表面预备穿刺处以 5-0 滑线缝制荷包。先用穿刺针从股动、静脉表面所缝荷包中央处穿刺入血管，沿注射器针头缓慢进针，见回血后置入导丝，拔出穿刺针，保留导丝。将动脉或者静脉插管穿过导丝推至血管处，用手术尖刀轻轻挑开血管 3~5 mm，随即缓缓置入插管，当插管置入合适部位后（动脉导管置入股动脉约 10 cm，静脉导管须通过股静脉置入到下腔静脉与右心房交界处），收紧荷包缝线，仔细检查渗血处，严密止血，整理管道，局部皮肤固定（图6-6）。

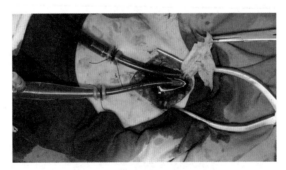

图 6-6　外科直接切开置管

（四）开胸中心置管

在胸骨中点至剑突最低点做纵切口，暴露胸骨，用胸骨锯劈开胸骨下段，用电刀及时处理两侧骨膜出血，用胸骨撑开器撑开胸骨下段，暴露心包，剪开心包并悬吊心包于胸骨两侧，暴露右心耳及升主动脉，主动脉根部缝双荷包，升主动脉插管，右心耳缝单荷包，右心耳插管，将动、静脉插管缝合固定于皮肤，取大小合适的无菌膜连续缝合皮肤，封闭切口，用碘伏再次消毒后以无菌敷料覆盖手术切口（图6-7）。

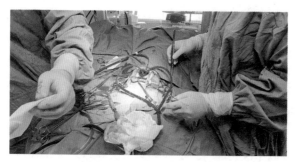

图 6-7 开胸中心置管

六、血管穿刺常见的问题

1. 出血或渗血 ECMO 穿刺插管部位出血或渗血是 ECMO 最常见的并发症之一，穿刺血管破裂可导致失血，如不及时止血，严重者可发生失血性休克。此外，少量出血和渗血导致穿刺部位局部血肿形成，可能压迫局部血管，影响相关血管血液循环，如果是持续的活动性出血，应及时行外科止血或者介入手术止血，必要时更改穿刺插管部位。

2. 血栓形成 ECMO 插管血栓形成可以是在管腔内或者穿刺插管部位的血管腔内。静脉穿刺插管血栓形成不仅可导致静脉引流障碍、引流负压异常升高等后果，还可因血栓脱落导致离心泵及氧合器内出现栓塞现象，进而导致严重的溶血反应；动脉穿刺插管血栓形成，不仅使 ECMO 血流回输阻力升高，还可能导致患者出现包括脑栓塞在内的机体动脉栓塞，特别是 ECMO 在低流量状态下容易发生血栓形成。

3. 插管移位 ECMO 治疗过程中动、静脉插管位置的改变将直接影响 ECMO 系统辅助效果，还可能导致回输阻力增大、发生溶血反应、血管内膜受损等，插管松脱可导致患者大量失血和 ECMO 辅助中断，发生严重并发症，甚至导致患者死亡。在插管置入后应使用床旁超声检查血管及 ECMO 动、静脉插管位置，关注 ECMO 治疗期间插管的位置变化，及时进行必要的调整，严防插管脱出等意外发生。

4. 感染 穿刺插管操作局部的污染是细菌侵入 ECMO 患者体内导致血源性感染的主要原因之一。选择正确的穿刺部位和插管方式、严格无菌操作、插管局部正确护理是降低患者感染风险的主要措施。

七、常见血管穿刺注意事项

（1）ECMO 动、静脉血管穿刺前建议常规使用超声评估血管状态，动、静脉穿刺点定位要准确，穿刺时患者体位要合适，并注意穿刺部位动、静脉血管的解剖关系。以右侧股静脉穿刺置管为例（图6-8）：从外到内依次是股神经、股动脉、股静脉，图 6-8A 所示为股静脉正常解剖位置穿刺，图 6-8B 所示为股静脉发生解剖位置变异情况下的股静脉穿刺，图 6-8C 所示为股动脉和股静脉解剖位置重叠在同一水平线上的穿刺，这种情况下很容易发生血管损伤，图 6-8D 所示为股动脉和股静脉解剖位置发生错位，此时容易穿刺失败。

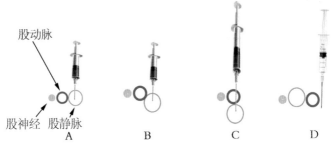

图 6-8　股动、静脉穿刺示意

（2）穿刺成功，导丝进入血管顺利，使血管扩张器通过皮肤，皮下组织无明显阻力，扩张前，如果置入管及扩张器较粗，皮肤穿刺处须用刀片切开，不然难以通过皮肤。因为坚韧的皮肤组织常会引起血管扩张器弯曲，难以成功。图 6-9 所示为股动脉血管穿刺—导丝顺利进入血管—血管扩张器顺利置入。

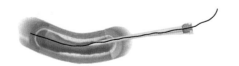

图 6-9　置管顺利示意

（3）穿刺时使用超声引导穿刺成功抽得回血，回血畅，表明针尖落点好。如遇到进导丝有困难，一般原因为进针浅或针尖贴壁，遇到此情况不能用暴力强行推进，如果尝试几次不成功，则血管多伴有病理改变（图6-10），如血管硬化、斑块、狭窄等，须重新选择血管。

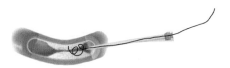

图6-10　血管伴有病理改变时置管失败

（4）穿刺时，如果穿刺针较粗，血管细，阻力大，常会使血管壁推移。尤其是在血容量不足的状态下，血管发生压瘪，无法抽得回血，如强行穿刺推进极有可能造成血管损伤，使导丝扩张器置入肌层，可能造成血管夹层、血管瘤（图6-11）；有的则发生导丝扩张器穿破血管（图6-12），造成血管贯穿伤，容易发生局部血肿、出血，严重者出现失血性休克，如果按压止血失败，须紧急外科处理。为了减少并发症，可选用细针、细导丝。

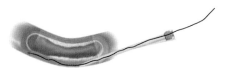

图6-11　导丝扩张器置入肌层

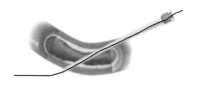

图6-12　导丝扩张器穿破血管

第二节 ECMO 置管策略

ECMO 急救团队在对急危重症患者实施 ECMO 救治时，需要根据当时患者基本情况、心肺功能状态、其他器官代谢状态及生化影像学资料为患者评估，选择最佳的 ECMO 置管方案。成人及 30 kg 以上儿童 ECMO 置管常见部位是颈内静脉、股静脉、股动脉、腋动脉，少部分是中心置管（右心房、升主动脉）；30 kg 以下儿童及新生儿置管常见部位是右侧颈部（颈总动脉、颈内静脉），部分是中心置管（右心房、升主动脉）。ECMO 急救团队应根据临床经验结合患者病情，选择最佳的置管方式。目前临床应用最广泛的是超声引导下经皮穿刺置管技术，部分特殊病例需要通过半外科切开或外科直接切开置管技术建立 ECMO。

一、V-V ECMO 置管策略

V-V ECMO 为呼吸衰竭患者支持治疗模式，适用于重症肺炎、ARDS、低氧血症等，对心功能无支持作用。患者血流动力学稳定，首选置管方法为超声引导下经皮穿刺进行置管。根据患者疾病特点，V-V ECMO 置管有以下几种途径。

（一）右侧股静脉（引血端）-右侧颈内静脉（回血端）置管

此途径应用于大多数患者，为 V-V ECMO 置管经典方式。一根 ECMO 静脉插管通过右侧股静脉插入（图 6-13），插管末端置于下腔静脉与右心房交界处，另一根 ECMO 动脉插管从右侧颈内静脉插入（图 6-14），经过上腔静脉，其末端置于上腔静脉与右心房交界处。

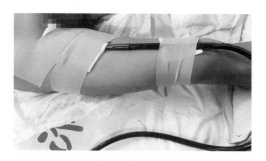

图 6-13　右侧股静脉置管（引血端）

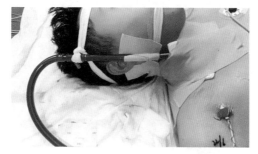

图 6-14　右侧颈内静脉置管（回血端）

（二）左侧股静脉（引血端）-右侧颈内静脉（回血端）置管

此途径应用于下肢伴有静脉曲张的患者。一根 ECMO 静脉插管通过左侧股静脉插入（图 6-15，右侧静脉曲张严重），插管末端置于下腔静脉与右心房交界处，另一根 ECMO 动脉插管从右侧颈内静脉插入（图 6-16），经过上腔静脉，其末端置于上腔静脉与右心房交界处。

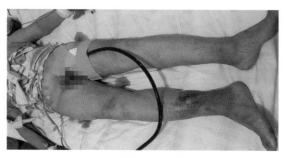

图 6-15　左侧股静脉置管（引血端）

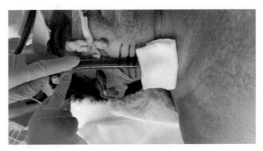

图 6-16 右侧颈内静脉置管（回血端）

（三）右侧颈内静脉（引血端）-右侧股静脉（回血端）置管

此途径应用于下腔静脉伴有金属支架患者。一根 ECMO 静脉插管通过右侧颈内静脉插入（图 6-17），插管末端置于上腔静脉与右心房交界处，另一根 ECMO 动脉插管从右侧股静脉插入 10~12 cm（图 6-18）。

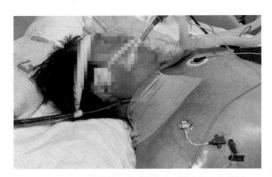

图 6-17 右侧颈内静脉置管（引血端）

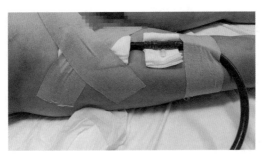

图 6-18 右侧股静脉置管（回血端）

（四）右侧股静脉（引血端）-左侧颈内静脉（回血端）置管

此方式应用于右侧颈部血管 ECMO 治疗插管受限制患者。一根 ECMO 静脉插管通过右侧股静脉插入（图 6-19），插管末端置于下腔静脉与右心房交界处，另一根 ECMO 动脉插管从左侧颈内静脉插入（图 6-20）。

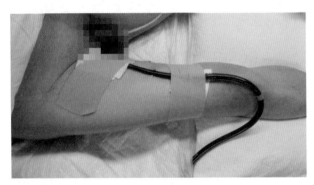

图 6-19　右侧股静脉置管（引血端）

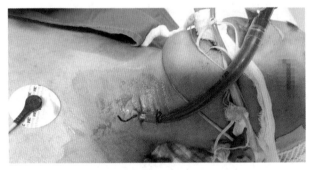

图 6-20　左侧颈内静脉置管（回血端）

二、V-V ECMO 再循环需要关注的问题

从腔静脉或右心房引流出的血液经过膜肺（氧合器）氧合后回到中心静脉系统，一部分回心血流又被吸引入 ECMO 静脉引流管内，再次周而复始地进行血液循环，这种现象称为 V-V ECMO 再循环。V-

V ECMO 再循环需要关注的问题如下。

（1）如果 ECMO 插管位置合适，再循环比例的高低直接与肺循环阻力、心排血量和 ECMO 流量大小等因素有关。

（2）V-V ECMO 再循环是否需要处理，要看患者氧合是否够机体利用。如果低氧血症氧合改善，再循环问题不需要特殊处理；如果再循环问题严重并且氧合效果不佳，这时需要及时处理，调整 ECMO 插管位于最佳位置。

三、V-A ECMO 置管策略

V-A ECMO 适用于心肺衰竭患者，对心肺功能均有支持作用。根据患者疾病特点，V-A ECMO 置管有以下几种途径。

（一）右侧股静脉（引血端）-右侧股动脉（回血端）置管（经皮穿刺置管）

此途径采用经皮穿刺插管方法。一根 ECMO 静脉插管通过右侧股静脉插入，插管末端置于下腔静脉与右心房交界处，另一根 ECMO 动脉插管从右侧股动脉插入，右侧股动脉再插入一个动脉鞘管（6~8 F），供应下肢动脉血，预防下肢缺血（图 6-21）。

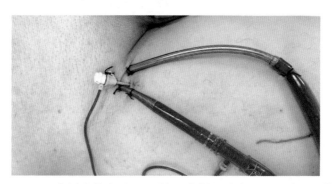

图 6-21　右侧股静脉（引血端）-右侧股动脉（回血端）置管（经皮穿刺置管）

（二）右侧股静脉（引血端）-右侧股动脉（回血端）置管（半切开置管）

此途径采用半切开置管方法，应用于血管有病理改变、经皮穿刺风险高的患者。一根 ECMO 静脉插管通过右侧股静脉经皮半切开穿刺插入，插管末端置于下腔静脉与右心房交界处，另一根 ECMO 动脉插管从同侧股动脉经皮半切开穿刺插入，右侧股动脉再插入一个动脉鞘管（6~8 F），供应下肢动脉血，预防下肢缺血（图 6-22）。

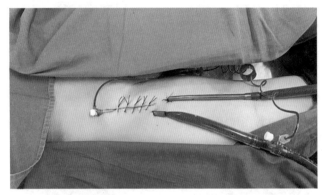

图 6-22　右侧股静脉（引血端）-右侧股动脉（回血端）置管（半切开置管）

（三）右侧颈内静脉（引血端）-左侧股动脉（回血端）置管

此途径采用经皮穿刺置管方法。一根 ECMO 静脉插管通过右侧颈内静脉插入（图 6-23），插管末端置于右心房，另一根 ECMO 动脉插管从左侧股动脉插入（图 6-24），左侧股动脉再插入一个动脉鞘管（6~8 F），供应下肢动脉血，预防下肢缺血。

（四）左侧股静脉（引血端）-右侧股动脉（回血端）置管

此途径采用经皮穿刺置管方法。一根 ECMO 静脉插管通过左侧股静脉插入，插管末端置于下腔静脉与右心房交界处，另一根 ECMO 动脉插管从右侧股动脉插入（图 6-25）。部分患者不需要下肢动脉灌注侧支，需要超声定时监测下肢血管血流情况。

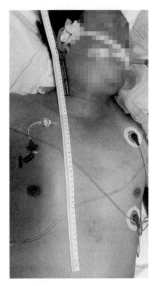

图 6-23　右侧颈内静脉置管
（引血端）

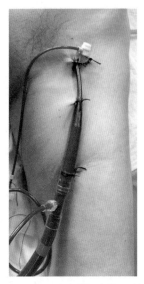

图 6-24　左侧股动脉置管
（回血端）

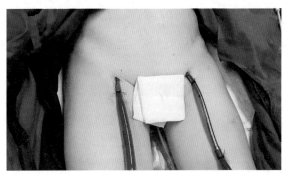

图 6-25　左侧股静脉（引血端）-右侧股动脉（回血端）置管

（五）右侧颈内静脉（引血端）-右侧颈总动脉（回血端）置管

此途径采用颈部切开置管方法，应用于常规 V-A ECMO 血管有
严重损伤（如双下肢股动脉栓塞等）患者。在右侧颈部做一长 3~4 cm
的纵切口，暴露颈部血管鞘，钝性分离颈内静脉、颈总动脉，穿刺针
见回血后置入导丝，逐级使用血管扩张器，随即缓缓置入插管，收紧

荷包缝线，止血，关闭肌层、皮下组织及皮肤切口，用无菌纱布加压包扎（图 6-26）。

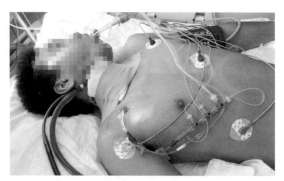

图 6-26　右侧颈内静脉（引血端）-右侧颈总动脉（回血端）置管

（六）右侧颈内静脉（引血端）-右侧颈总动脉（回血端）置管（30 kg 以下儿童）

此途径采用颈部切开置管方法，适用于 30 kg 以下儿童心肺衰竭者。在右侧颈部做一长 2~3 cm 的横切口，暴露颈部血管鞘，钝性分离颈内静脉、颈总动脉，在颈总动脉近、远端分别环套丝线并套圈以备阻断，在颈内静脉前壁缝荷包，穿刺针沿注射器针头缓慢进针，见回血后置入导丝，逐级使用血管扩张器，随即缓缓置入插管，收紧荷包缝线，止血，关闭肌层、皮下组织及皮肤切口，用无菌纱布加压包扎（图 6-27）。

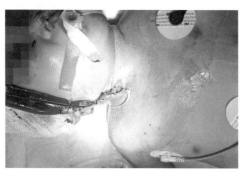

图 6-27　右侧颈内静脉（引血端）-右侧颈总动脉（回血端）置管（30 kg 以下儿童）

（七）右心房（引血端）-升主动脉（回血端）- 左心引流插管（引血端）

儿童开胸中心插管，升主动脉插管，右心房静脉插管，左心房静脉插管，将动、静脉插管缝合固定于皮肤，取大小合适的无菌膜连续缝合皮肤封闭切口，用碘伏再次消毒后以无菌敷料覆盖手术切口（图6-28）。此方式适用于先天性心脏病手术后的心肺衰竭患者，对心肺功能均有支持作用，可以充分保证 ECMO 的流量。

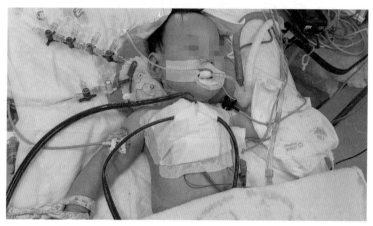

图 6-28　右心房（引血端）-升主动脉（回血端）-左心引流插管（引血端）

（八）右侧股静脉（引血端）-右侧股动脉（回血端）-左侧颈内静脉（回血端）置管

此方式属于 V-A-V ECMO（静脉-动脉-静脉 ECMO）置管。股静脉经皮穿刺置入一根 ECMO 静脉插管，股动脉经皮穿刺置入一根 ECMO 动脉插管，颈内静脉经皮穿刺置入一根 ECMO 动脉插管（图6-29）。此方式适用于早期循环衰竭，后期合并呼吸衰竭、低氧血症患者，对心肺功能同时具备支持作用。

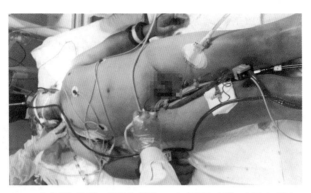

图 6-29　右侧股静脉（引血端）–右侧股动脉（回血端）–左侧
　　　　　颈内静脉（回血端）置管

（九）右侧股静脉（引血端）–右侧股动脉（回血端）（V-A
ECMO 联合 DuoFlo 插管）

右侧股静脉经皮穿刺置入一 ECMO 静脉插管，右侧股动脉经皮穿刺置入一 ECMO 动脉插管，左侧股动脉经皮穿刺置入一 DuoFlo 插管（主要对脑部血流进行深低温保护）（图 6-30）。此方式适用于心搏骤停患者心肺支持及脑保护治疗。

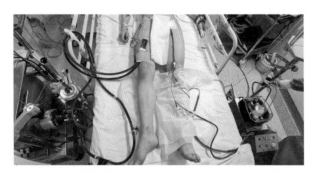

图 6-30　右侧股静脉（引血端）–右侧股动脉（回血端）
　　　　　（V-A ECMO 联合 DuoFlo 插管）

（十）右侧颈内静脉（引血端）–左心减压引流（引血端）–右
侧股动脉（回血端）

右侧颈内静脉经皮穿刺置入一根 ECMO 静脉插管，右侧股动脉经皮穿刺置入一根 ECMO 动脉插管，左心房定位下经皮穿刺置入一根 ECMO 静脉插管（图 6-31）。此方式适用于严重左心衰竭患者，对左心系统进行减压引流，有利于心肺功能的恢复。

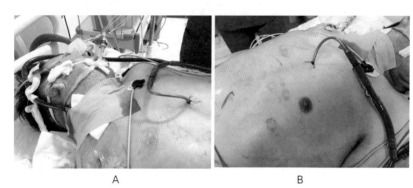

A   B

图 6-31 右侧颈内静脉（引血端）-左心减压引流（引血端）-右侧股动脉（回血端）

四、ECMO 置管插管大小选择原则

V-V ECMO 插管型号选大不选小，动脉插管和静脉插管应尽可能大，以达到患者最大氧代谢需要；V-A ECMO 插管型号选小不选大，以能够达到患者最大氧代谢需要为宜。

五、ECMO 置管意外及并发症

ECMO 置管过程可能出现多种意外情况，ECMO 团队接受严格专业的培训、进行 ECMO 模拟练习及动物实验尤为重要。ECMO 安全置管前充分的物品准备是降低 ECMO 置管风险及并发症发生率的有效方法之一。如果出现 ECMO 置管困难，一定要求助上级医生的帮助。ECMO 置管常见的并发症如下。

1. 成人 ECMO 置管常见并发症 局部出血或血肿、血管夹层、夹层动脉瘤、腹膜后出血、置管侧肢体缺血、骨筋膜室综合征、损伤胸腔或腹腔组织器官、气胸、胸腔积液等。

2. 婴幼儿及新生儿置管常见并发症　动脉或静脉血管挛缩、静脉血管破裂、动静脉血管断裂、血气胸或胸腔积液等。如果经颈部置管失败，需要立即行胸骨正中切开 ECMO 置管、血管修复等。

第三节　ECMO 置管准备和置管流程

一、ECMO 置管准备

（一）患者准备

ECMO 救治的患者特点通常为危重、抢时间，ECMO 建立前患者的充分准备尤为重要，患者准备的内容如下。

（1）与家属谈话，沟通 ECMO 的作用及并发症等，取得家属对 ECMO 技术的知情同意，并签署 ECMO 相关医疗文书等，再进行 ECMO 建立的相关事项。

（2）了解患者目前的病情基本情况、建立 ECMO 的地点〔如手术室、重症监护病房（ICU）、急诊抢救室、普通病房、重症转运救护车上、户外大型活动现场（突发情况）等〕，尽量为 ECMO 建立提供合适的医疗环境。

（3）明确患者的诊断、适应证、禁忌证、生化及影像检查、目前患者重症支持技术项目〔如气管插管机械通气、连续性肾脏替代治疗（CRRT）、IABP〕等。

（4）准备好 ECMO 置管前所需的血制品、白蛋白、深静脉输液通路、有创血流动力学监测等。

（二）ECMO 设备准备

1. ECMO 基本设备（图 6-32）　ECMO 主机离心泵系统、手动离心泵、变温水箱（有条件者准备 3T 水箱）、血氧饱和度和血细胞比容（Hct）监测仪、ACT 监测仪、APTT 监测仪、空气-氧气混合调节器。

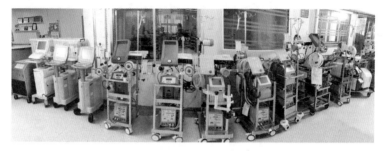

图 6-32　ECMO 设备

2.ECMO 辅助设备　氧气、负压吸引器、气管插管及呼吸机、心肺复苏机、除颤仪、可移动无影手术灯（手术头灯）、手术电刀、多孔配电盘、手术用操作台（ICU 床旁小推车）、重症床旁超声、管道钳 2 把。

（三）ECMO 器械准备

1.换药包　换药包物品名称及数量见表 6-5。

表 6-5　换药包物品

物品名称	数量/个
弯盘	2
小镊子	3
药杯	1

2.成人、儿童 ECMO 经皮穿刺包　穿刺包物品名称及数量见表 6-6。

表 6-6　成人、儿童 ECMO 经皮穿刺包物品

物品名称	数量/个	物品名称	数量/个
弯盘	2	剪刀	1
布巾钳	4	针持（缝针等）	1

物品名称	数量/个	物品名称	数量/个
中弯钳	4	卵圆钳	1
刀柄	1	管道钳（皮管钳）	2

3. 成人、儿童 ECMO 血管切开包　血管切开包物品名称及数量见表 6-7、图 6-33。

表 6-7　成人、儿童 ECMO 血管切开包物品

物品名称	数量/个	物品名称	数量/个
无损伤镊	2	方盘	1
无镀层持针器	1	有齿镊	1
无镀层精细剪	1	刀柄	1
无损伤阻断钳	2	小持针器	1
乳突牵开器	1	4 号线	2
纹弯钳	4	11 号刀片	1
小弯钳	2	23 号刀片	1
中弯钳	2	皮针（13 mm×24 mm*）	2
分离结扎钳	1	圆针（9 mm×28 mm*）	2
分离结扎钳（小）	1	纱布（块）	5
手术剪	1	治疗碗	1
甲状腺拉钩	2	管道钳	2
敷料镊	1		

注：13 mm×24 mm 指直径为 13 mm，弦长为 24 mm，针尖切面为三角形的 1/2 弧形针。

9 mm×28 mm 指直径为 9 mm，弦长为 28 mm，针尖切面为圆形的 1/2 弧形针。

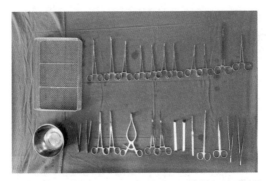

图 6-33　成人、儿童 ECMO 血管切开包物品

4. 婴幼儿 ECMO 血管切开包　婴幼儿 ECMO 血管切开包物品名称及数量见表 6-8。

表 6-8　婴幼儿 ECMO 血管切开包物品

物品名称	数量/个	物品名称	数量/个
无损伤镊	2	方盘	1
无镀层持针器	1	有齿镊	1
无镀层精细剪	1	刀柄	1
无损伤阻断钳	2	小持针器	1
乳突牵开器（小号）	1	4 号线	2
纹弯钳	4	11 号刀片	1
小弯钳	2	23 号刀片	1
中弯钳	2	皮针（13 mm×24 mm）	2
分离结扎钳（小）	1	圆针（9 mm×28 mm）	2
手术剪	1	纱布（块）	5
小直角拉钩	2	治疗碗	1
敷料镊	1	管道钳	2
小剪刀	1		

5. 一次性无菌物品　一次性无菌物品准备见表 6-9。

表 6-9　一次性无菌物品

物品名称	数量	物品名称	数量
成人导丝	2 个	无菌纱布	10 包
儿童导丝	2 个	成人动静脉穿刺针	1 个
注射器 50 mL	1 个	儿童动静脉穿刺针	1 个
注射器 5 mL	1 个	慕丝线 0 号、2 号	各 1 包
血管鞘管 5 F	1 个	血管鞘连接管	1 个
血管鞘管 7 F	1 个	三通接头	4 个
血管鞘管 8 F	1 个	肝素帽	8 个
一次性输血器	4 个	一次性备皮刀	1 个
3 L 生理盐水	1 个	外科手套 7 号、7.5 号、8 号	各 3 个
血管滑线	2 个	成人中心静脉置管包	1 个
血管扩张器 8 F	1 个	儿童中心静脉置管包	1 个
血管扩张器 12 F	1 个	一次性手术铺巾	6 个
血管扩张器 14 F	1 个	一次性手术衣	4 个
血管扩张器 16 F	1 个	无菌手术贴	2 个
血管扩张器 20 F	1 个	Y 形接头	2 个

（四）药品准备

ECMO 置管需要准备的药品见表 6-10。

表 6-10　药品准备

物品名称	数量/支	物品名称	数量/支
利多卡因	2	肝素	2
咪达唑仑	5	维库溴铵	2
芬太尼	2	丙泊酚	2
多巴胺	10	去甲肾上腺素	10

（五）ECMO 一次性耗材准备

ECMO 置管所需一次性耗材见表 6-11。

表 6-11　ECMO 一次性耗材准备

物品名称	数量/个	物品名称	数量/个
离心泵泵头	1	动脉插管	1
氧合器	1	静脉插管	1
ECMO 预冲管路包	1		

ECMO 一次性耗材准备根据患者年龄、身高、体重、超声评估血管选择。儿童、婴幼儿 ECMO 一次性耗材的选择可参考表 6-12。

表 6-12　儿童、婴幼儿 ECMO 一次性耗材的选择

体重	氧合器			离心泵泵头	管道	动脉插管	静脉插管
> 30 kg	型号：HILITE 7 000LT 预充量约 275 mL 最大血流量建议 7 L/min 血流出入口对接口径 3/8 英寸	型号：PLS 2050 预充量约 200 mL 最大血流量建议 6 L/min 血流出入口对接口径 3/8 英寸	型号：D905 EOS 预充量约 150 mL 最大血流量建议 5 L/min 血流出入口对接口径 3/8 英寸	马奎、索林、美敦力等离心泵泵头均可	成人 EC-MO 预充管道 血流出入口对接口径 3/8 英寸	14~17 F，超声测量血管内径，选择合适的动脉插管 血流对接口径 3/8 英寸	18~22 F，超声测量血管内径，选择合适的静脉插管 血流对接口径 3/8 英寸
25~30 kg	型号：D905 EOS 预充量约 150 mL 最大血流量建议 5 L/min			马奎、索林、美敦力等离心泵泵头均可	成人 EC-MO 预充管道	结合血管超声选择（13 F、14 F）	结合血管超声选择（16~18 F）

体重	氧合器		离心泵泵头	管道	动脉插管	静脉插管
	血流出入口对接口径 3/8 英寸		血流出入口对接口径 3/8 英寸	预充管道口径 3/8 英寸	血流对接口径 3/8~1/4 英寸	血流对接口径 3/8 英寸
10~25 kg	型号：HI-LITE 2 400LT 预充量约 95 mL 最大血流量建议 2.4 L/min	型号：D902 EOS 预充量约 90 mL 最大血流量建议 2.3 L/min	马奎、索林、美敦力等离心泵泵头均可	儿童 EC-MO 预充管道	12~14 F，结合血管超声选择	15~17 F，结合血管超声选择
	血流出入口对接口径 1/4 英寸	血流出入口对接口径 1/4 英寸	血流出入口对接口径 1/4 英寸	血流出入口对接口径 1/4 英寸	血流出入口对接口径 1/4 英寸	血流出入口对接口径 1/4~3/8 英寸
2~10 kg	型号：HILITE 800LT 预充量约 55 mL 最大血流量建议 0.8 L/min		马奎、索林、美敦力等离心泵泵头均可	儿童 EC-MO 预充管道	8~12 F，结合血管超声选择	12~14 F，结合血管超声选择

体重	氧合器	离心泵泵头	管道	动脉插管	静脉插管
	血流出入口对接口径 1/4 英寸	血流出入口对接口径 1/4 英寸	血流出入口对接口径1/4 英寸	血流出入口对接口径 1/4 英寸	血流出入口对接口径 1/4 英寸

（六）ECMO 团队人员准备

ECMO 团队人员准备见表 6-13。

表 6-13　ECMO 团队人员准备

人员类别	数量/人	人员类别	数量/人
ECMO 医生	2	值班医生	1
ECMO 护士	2	值班护士	1
灌注师	1		

ECMO 团队人力资源分配如图 6-34 所示。2 名 ECMO 医生和 2 名 ECMO 护士互相配合，安全建立 ECMO 动静脉置管，ECMO 医生负责动静脉的选择、评估、置管操作等，ECMO 护士负责 ECMO 一次性无菌物品的清点核对、配合置管操作，以及 ECMO 动静脉建立后的护理。灌注师负责启动 ECMO 系统，在床旁无菌区域以外配合 ECMO 医生和 ECMO 护士建立 ECMO，值班医生和值班护士负责监护患者的生命体征，处理 ECMO 建立过程中的突发情况。

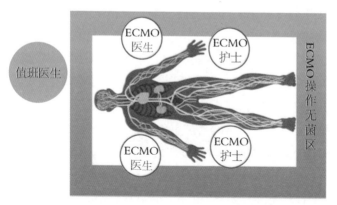

图 6-34　ECMO 团队人力资源分配

二、置管流程

（一）V-V ECMO 置管流程

V-V ECMO 通常优先选择右侧颈内静脉和股静脉置管（经皮 Seldinger 技术）。操作流程如下。

（1）建立血流动力学监测，包括有创血压持续监测、中心静脉压监测［桡动脉优先或 Swan-Ganz 导管（血流导向气囊导管）监测、PICCO 监测（脉搏指示剂持续心排血量监测）或无创血流动力学监测］。

（2）建立深静脉输液通路（利于扩容补液）。

（3）超声测量穿刺置管的动、静脉位置和血管内径，以便选择合适大小的 ECMO 插管。

（4）超声评估患者心肺功能、血容量及其他组织器官的情况。

（5）患者的镇静镇痛管理（咪达唑仑、芬太尼等，慎用乳剂如丙泊酚）。

（6）机械通气辅助，为清醒 ECMO 患者常规准备一台呼吸机。

（7）了解患者凝血功能、血常规等，合理配备血制品。

（8）ECMO 预充：预充液选择生理盐水、红细胞、血浆、人血白蛋白、胶体等，根据患者病情选择预充方式；预充完毕检查 ECMO 预充系统，杜绝气体存在；检查氧气的连接、空气的连接、水箱的连接（预设 37 ℃保温）、电源、管道钳、记录单等，等待 ECMO 穿刺血管建立。

（9）选择右侧颈内静脉和股静脉穿刺置管，患者处于平卧位，头颈偏向左侧，暴露穿刺部位并做皮肤消毒，铺无菌手术巾，应常规下使用床旁超声定位血管走行的解剖位置，在超声引导下穿刺置管，以减少盲穿失败或者反复穿刺带来的损失及并发症等。

（10）通过穿刺针置入 ECMO 置管导丝（超滑导丝），此时插管置入前须给予 50~100 U/kg 肝素负荷量（关注患者凝血功能，优化肝素使用剂量），导丝进入血管合适的深度，此时关注患者的生命体征，特别是注意有无心律失常等。如果出现导丝进入血管不顺利、有阻力，不可强行用力再进入导丝，需排查原因，确保导丝顺利安全进入血管，达到合适的深度。

（11）根据患者血管状态，逐级使用血管扩张器（6 F、8 F、10 F、12 F、14 F、16 F、18 F、20 F），沿着导丝对穿刺血管的皮肤、皮下组织进行逐级扩张，扩张过程中，根据 ECMO 插管的大小使用刀片切开皮肤，皮肤切开不可过大，避免出血等，保证扩张器及 ECMO 插管顺利进入血管。

（12）ECMO 置管进管的深度：成人股静脉置管 40~55 cm 到达右心房与下腔静脉交界处；颈内静脉置管 12~15 cm 到达上腔静脉与右心房交界处。

（13）ECMO 置管完成后，操作者将 ECMO 静脉插管尾端向上拿好拿稳，此时可以再测量、评估患者的中心静脉压和血容量状况，将配制好的肝素封管液约 50 mL 注入 ECMO 插管内，预防置管内凝血血栓的发生。

（14）用无菌皮管钳夹闭 ECMO 插管，将完成的 ECMO 预充管路无菌部分打开送至操作台无菌区，打开 ECMO 空气-氧气混合器，操作者根据 ECMO 系统和患者的位置关系，在保证方便 ECMO 护理、转运等条件下，以 ECMO 管路尽可能短、截取 ECMO 管路长度足够用为宜，理顺引血端和回血端的对应管路关系，连接时避免两端对接处有空气，若有，应予以排出。

（15）ECMO 管路对接完毕，ECMO 离心泵引流血量先从小流量开始（0.5~1.0 L/min），患者各项生命体征稳定，逐级调整，达到患者需要的 ECMO 流量。如果引流不畅，ECMO 流量不稳定，应查找原因（检查血容量、置管位置、ECMO 管路有无屈曲受压、患者状态、全身情况等）。

（16）妥善牢固固定 ECMO 置管，严防管道脱落，严格消毒换药，防止感染及其他并发症的发生。

（17）ECMO 运行过程中，如果患者血容量低，出现 ECMO 引血困难，流量低、不稳定，要及时降低离心泵至合适的转速（因品牌不同，离心泵同样的转速会产生不同的离心力及负压）。离心泵转速过高容易产生气体，如果 ECMO 系统有气体栓塞的发生，则危及患者生命安全。

（二）V-A ECMO 切开置管流程

V-A ECMO 置管方式有超声引导下经皮穿刺置管和外科切开置管两种方式，经皮穿刺置管操作流程同 V-V ECMO 经皮穿刺置管，下面主要介绍床旁 V-A ECMO 股动、静脉切开置管流程。

（1）患者仰卧位，大腿稍外展、外旋。

（2）股动、静脉切开部位皮肤定位：

1）在腹股沟中点下方、外侧触摸股动脉搏动，画线标记切开部位。

2）ECPR 置管时，床旁超声定位股动、静脉并画线标记切开部位。

（3）在股动、静脉置管处做纵切口或横切口，切开深筋膜，暴露血管鞘，切开外膜，并游离出股动脉和股动脉后内侧的股深动脉，在股动脉的内侧或后内侧找到股静脉。

（4）评估血管情况，选择合适的 ECMO 动、静脉插管大小，成人通常为静脉插管 21 F 或 22 F，动脉插管 15 F 或 16 F。

（5）在股动脉、股静脉表面置一荷包线，使用穿刺针直视下穿刺股动、静脉，此时导管置入前须给予 50~100 U/kg 肝素负荷量（关注患者凝血功能，优化肝素使用剂量），送入导丝，逐级使用血管扩张器，分别置入股动、静脉插管至合适的深度，收紧荷包线，打结固定。

（6）将 ECMO 动、静脉插管和管路安全对接，V-A ECMO 开始辅助转机，逐步增加离心泵的转速和流量，认真仔细调整好 ECMO 静脉插管至最佳位置（ECMO 流量增加而离心泵转速下降，说明静脉插管位置在最佳的引流位置，即可固定插管）。

（7）股总动脉插管使用 15 F，大部分患者下肢血供在正常范围（超声定时评估），不须做下肢远端动脉灌注管，股浅动脉插管应常规使用 6~8 F，放置股浅动脉远端灌注管，避免下肢缺血。

（8）切开部位有无出血、渗血，彻底止血，清洗切口，逐层缝合切口，插管固定牢固。

（9）再次彻底对切口皮肤消毒包扎，再次核对 ECMO 交班核查单，确保 ECMO 系统稳定、安全。

三、ECMO 置管关注的焦点

（1）ECMO 动、静脉置管首选超声引导下经皮穿刺置管。

（2）如穿刺失败，应快速改为切开置管。

（3）送导丝、逐级使用血管扩张器时，动作应轻柔，遇到阻力切忌强行用力操作，应分析原因，操作要求一步一安全，杜绝出血并发症。

（4）成人 V-V ECMO 插管：静脉插管推荐 21~23 F，动脉插管推荐 19~20 F。成人 V-A ECMO 插管：静脉插管推荐 21~23 F，动脉插管推荐 15~16 F。对于体重过大患者进行血管超声评估来选择插管大小。

（5）ECPR 时尽量在最短的时间内建立 V-A ECMO，可以超声下快速穿刺置管，也可快速切开置管，根据 ECMO 团队对插管技术的熟练程度选择置管方法。

（6）ECMO 置管过程中做好感控防治。

（7）杜绝 ECMO 置管过程中并发症的发生，力争将 ECMO 插管做到安全和艺术化。

（祁绍艳　吕会力）

一、体外心肺复苏（ECPR）概述

心肺复苏（cardiopulmonary resuscitation，CPR）是重症医学临床工作的重要内容之一，尽管 CPR 日益规范化和程序化，但心搏骤停行常规 CPR 抢救成功的患者最终无器官功能损害的存活出院率仍然很低，国际报道为 13%~18%，且 CPR 时间超过 15 min 仍未复苏成功的患者成功率更低。随着 ECMO 技术的不断发展，ECPR 得到重视与发展。

ECPR 是指在潜在的、可逆病因能够去除的前提下，对已使用传统心肺复苏不能恢复自主心律或反复心搏骤停而不能维持自主心律的患者快速实施 V-A ECMO，提供短暂的循环及氧合支持技术，是国际上较先进的抢救手段。多项研究结果证实，ECPR 患者的存活出院率、神经功能预后均显著高于常规 CPR 组。该技术近几年在国内逐渐得到推广应用。简而言之，在有 ECMO 保驾护航下，心、肺、脑等重要脏器有充足的血氧供应，抢救时间得到延长，给临床医务工作者更多的时间去处理导致心搏骤停的原发病，如对急性心肌梗死患者行经皮冠状动脉介入术（PCI）或冠状动脉搭桥术，增加患者自主心律恢复的机会。

二、ECPR 的病理生理学机制

ECPR 能够暂时替代心脏的泵血功能及肺的气体交换功能，为缺血缺氧的组织器官提供相对充足的血流及氧供，减轻组织器官缺血缺氧及再灌注损伤，维持系统循环，增加冠状动脉灌注压，减轻右心室的压力，促进心肺功能的恢复，保护脑功能，为分析心搏骤停的原因提供时间，为进一步治疗原发病争取机会。

三、ECPR 的适应证和禁忌证

（一）ECPR 的适应证

（1）导致心搏骤停的病因为心源性因素、肺栓塞、严重低温、药物中毒、外伤、急性呼吸窘迫综合征等可逆病因。

（2）从患者心搏骤停到开始持续不间断高质量 CPR 的时间间隔≤15 min。

（3）常规 CPR 进行 20 min 无自主呼吸循环恢复（return of spontaneous circulation，ROSC）、血流动力学不稳定或自主心律不能维持。

（4）心搏骤停患者作为器官捐献的供体或即将接受心脏移植。

（5）具备快速建立 ECMO 的条件。

但目前没有足够证据推荐心搏骤停患者常规使用 ECPR，并且实施 ECPR 的理想目标时间为：常规 CPR 实施后 20 min 内，最迟不超过 60 min。

（二）ECPR 的禁忌证

1. 绝对禁忌证

（1）CPR 时间过长（＞60 min）或未进行有效的 CPR。

（2）主动脉夹层。

（3）心搏骤停前意识状态严重受损。

（4）创伤性出血无法控制，消化道大出血，活动性颅内出血。

（5）左心室血栓。

2. 相对禁忌证

（1）严重的主动脉关闭不全。

（2）严重的周围动脉疾病。

（3）严重脓毒症。

（4）恶性疾病终末期。

（5）多器官功能障碍。

四、ECPR 的实施与管理

（一）ECPR 的启动

ECPR 的成功有效需要多个科室相互协作，应尽量减少各个环节的决策延迟。

由于 ECPR 在临床应用时患者病情危重、技术复杂，为保障 ECPR 成功建立，建议在具有相当水平的重症监护病房（intensive care unit，ICU）且已经成功开展 ECMO 技术的单位开展 ECPR。此外，开展 ECPR 的医院还应具有随时进行心血管及体外循环手术的能力。

各个 ECMO 中心应以 ELSO 提供的 ECMO 技术指南为基础，结合自身情况制定严格的 ECPR 入选标准。

虽然 ECPR 主要依赖 ECMO 设备来实施，并且与常规 ECMO 在管路、离心泵及氧合器等设备上几乎相同，但两者的应用理念有所不同。常规 ECMO 作为一种可供选择的治疗手段，通过机械辅助促进患者心肺功能的恢复，避免机体发生严重缺血、缺氧及再灌注损伤。而 ECPR 则是一种强制性治疗手段，希望通过机械辅助在患者病危时替代心肺功能，患者的器官已经发生缺血、缺氧损害，尽量阻止损伤进一步加重，为进一步抢救治疗创造机会。

ECPR 从建立到开始运转所需时间为 15~30 min（一般 20 min 左右）。ECPR 启动时医护人员应分工协作，一组人员持续进行有效的心外按压和药物复苏，一组人员进行股动、静脉置管，另一组连接、预充 ECMO 环路，从而确保在最短时间内完成对患者的紧急循环支持。

（二）ECPR 的置管与转运

首选切开股动、静脉（右侧），建立 V-A ECMO，避免动、静脉置管失误。由于 ECPR 患者无动脉压，切开部位定位具有一定难度，可依靠血管超声来定位。留置荷包时，应间断暂停胸外按压，情况紧急时可以不缝合荷包，以尽快建立 ECMO 循环为原则。由于 CPR 患者凝血功能紊乱，插管部位出血可能性大，关闭时应充分止血。

经验丰富的团队可以选择超声引导下经皮穿刺置管。

ECMO 循环建立后，应尽快将患者转运至重症监护室，保证 ECMO 在转运过程中正常运转、氧合良好，预防和及时处理意外事件的发生。

（三）ECPR 的管理

建立 ECMO 后，调整 ECMO 流量和（或）空气-氧气混合器氧浓度以维持静脉血氧饱和度（SvO_2）≥65%，平均动脉压（MAP）≥60 mmHg，ECMO 膜式氧合器膜后血氧分压≥300 mmHg。呼吸机机械通气采用保护性肺通气方法，维持动脉血二氧化碳分压（$PaCO_2$）为 35~45 mmHg。ECMO 运转初始 24 h 采用低温治疗，温度控制在 32~34 ℃，辅助 24 h 后以 1 ℃/2 h 的速度缓慢复温。ECMO 辅助期间无活动性出血应持续泵入肝素，维持 ACT 在 160~200 s。

（四）ECMO 的团队

ECPR 的工作往往涉及多个学科的合作，多个学科之间的协调非常重要，要求团队成员专业素质高、分工明确、执行高效。

ECLO 建议 ECMO 团队设置一名 ECMO 负责人，负责全面工作。团队中的 ECMO 医生应当受过 ECMO 相关专业培训，能够处理 ECMO 辅助期间患者出现的各种问题。由于 ECMO 辅助患者病种较多，辅助期间可能出现全身各系统问题，因此，ECMO 医生应来自多个医学专业，分布在 ECMO 支持涉及的相应科室。此外，团队中还应该包括经过 ECMO 培训、训练有素的进行 ECMO 日常管理的专业人员，包括相关专业医生、护士、ECMO 灌注师、呼吸治疗师，其具有重症医学等相关专业监护室工作经验。ECMO 专业人员负责对 ECMO 患者进行基础管理，处理设备故障，评估环路是否安全，遇到紧急情况时维持 ECMO 运行并等待支援。

团队应配备随时待发的 ECMO 专用抢救车，备有 ECMO 各种型号插管和管道、配套装置、外科缝合用品、敷料包及变温水箱等。

五、ECPR 的撤机指征

（1）小剂量血管活性药物即可维持血流动力学稳定。

（2）无致命性心律失常。

（3）无酸碱失衡及电解质紊乱。

（4）辅助血流量减少到正常心排血量的 10%~20%。

（5）超声心动图显示左心室射血时间 >200 ms，左心室射血分数 >40%。

六、ECPR 的并发症

（1）出血：置管部位出血，颅内出血，消化道出血。

（2）血管并发症：动、静脉瘘，腹膜后血肿，肺栓塞。

（3）肢体并发症：置管肢体缺血，骨筋膜室综合征，横纹肌溶解。

（4）感染：肺部感染，置管部位感染，血流感染。

（5）痫性发作。

（6）其他：溶血、血小板降低、急性肾损伤、气体栓塞等。

七、影响 ECPR 预后的因素

ECPR 成功与否取决于多种因素。影响 ECPR 预后的因素包括以下几个方面。

（1）从心搏骤停到开始实施 CPR 的时间。

（2）从 CPR 开始实施到启动 ECPR 系统的时间。

（3）从 ECPR 开始实施到可以提供充足血流量与灌注，恢复循环的时间。

（4）从循环恢复到有针对性的心搏骤停后治疗的时间。

（5）患者 ECMO 支持前的指标。肾功能不全、pH < 7.2、乳酸较高、氧分压较低、全身感染相关性器官功能衰竭评分（SOFA）高为不良预后因素。

（6）年龄。高龄为不良预后因素。

ECPR 作为一项新兴的体外心肺复苏技术，方兴未艾，仅仅追求生存率和简单的神经功能恢复是不够的，更应该重视幸存者出院后的生活质量。理解并重视幸存者健康相关生活质量，并把它作为中心治疗目标，可以引导更多的研究来确定 ECPR 后生活质量的影响因素。

（王文涛）

第八章
重症超声基础

重症医学近年来飞速发展，伴随着更多先进的诊断工具和手段的出现，重症治疗对患者的影响不断深入，而重症超声正是这一类工具和手段的典型代表。重症超声的特点是实时床旁、快速准确、动态安全、可重复。正因为这些特点，重症超声在重症医疗的救治诊断过程中扮演着越来越重要的角色。心脏超声、血管超声早已应用于重症患者，随着医疗水平及技术水平的不断提高，超声用于重症患者肺部病变的检查，并形成肺部超声的影像学理论及流程。

重症超声可以说进一步融入到了重症医疗中，并逐步整合于重症心肺复苏、重症血流动力学治疗、重症呼吸治疗等重症诊治中。跟随重症医生的思维，遵循重症超声的流程，精确定位扫查各个器官，重症超声在很多ICU成为必不可少的工具。重症超声具有的疾病诊断的特异性、器官定位的准确性和特异性，以及与重症治疗的密切关联性，使其彰显出在重症领域长久立足的生命力，真正成为重症医疗中的"眼睛"。

一、重症超声常用检查探头的选择

发射频率是探头最重要的特性参数之一，超声诊断中常根据不同的受检对象和部位选择不同频率的探头，如2 MHz、2.5 MHz、5 MHz、10 MHz等。探头的发射频率是由晶体的厚度决定的，而晶片形状则确定了声束的形状和声场分布等重要特性。探头主要分为以下几种。

1. 线阵探头（图 8-1） 主要用于小器官和表浅组织检查，频率一般在 5 ~7.5 MHz（甚至 9 MHz）。

2. 凸阵探头（图 8-2） 凸阵的大 R（晶片曲率半径）通常在 30 mm 以上，用于腹部检查。

3. 相控阵探头（图 8-3） 用于彩超心血管彩色血流成像，因该图像是叠加在解剖结构的灰阶图像上的，故黑白、彩色图像及多普勒频谱是利用该同一探头的不同工作模式获得的。相控阵探头成人多选 2.5 ~ 3.5 MHz，儿童多选 3.5 ~ 5.0 MHz。

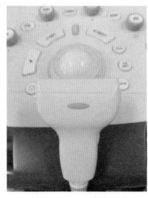 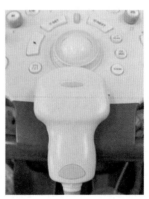

图 8-1　线阵探头　　　　图 8-2　凸阵探头

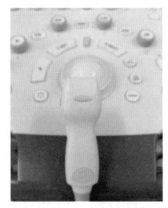

图 8-3　相控阵探头

二、重症超声的常用诊断方法简介

1. B 型（brightness mode）超声诊断法 简称 B 超，是将回声信号以光点的形式显示成二维图像，目前广泛应用于临床的是实时显像。

2. M 型（motion mode）超声诊断法 是 B 型超声的一种特殊显示方式，又称超声光点扫描法，其显示的时间位置曲线图，反映的是一维空间结构，常用于组织运动情况的检查，如 M 型超声心动图。

3. D 型（Doppler mode）超声诊断法 通称为多普勒超声，是利用多普勒效应的原理，对运动的器官和血流进行检查。广泛应用于临床的是彩色多普勒超声及经颅多普勒超声。在重症超声中，目前最为简洁常用的为彩色多普勒血流成像（color Doppler flow imaging，CDFI）或彩色多普勒成像（color Doppler imaging，CDI），其主要是利用血液中运动的红细胞对声波的散射，产生彩色多普勒效应，在二维图像上显示彩色血流影像。不同方向的血流以不同的颜色表示，通常设定流向探头的血流为红色，背离探头的血流为蓝色。应用中，可在彩色图像上定点取样，显示多普勒频谱图，根据图像判断血流的方向及性质（层流、湍流或涡流），测定血流速度及各种指数。在心血管疾病的诊断中，可测定是否存在分流与反流，并定量估测、判断血管是否狭窄或闭塞及是否有血栓形成等。

三、常用超声诊断术语及临床意义

1. 无回声 该区域内声波穿透性良好，不产生回声，不发生衰减，常伴有后方回声增强，可见于各种囊性结构、胸（腹）水、血管管腔内等。

2. 低回声 在二维影像上显示为暗淡的致密点状回声区。多种实性占位性病变均显示为低回声。

3. 等回声 影像中病灶与周围组织的回声强度一致或近似，与邻近组织不易区分，给诊断带来一定的困难。

4. 强回声　在声像图上显示为极亮的点状或团块回声，各种结石、金属异物、骨骼等均为强回声。

四、超声在重症医疗中的相关评估应用

（一）超声对于重症患者心脏的常用评估方法

1. 常用检查切面

（1）剑下四腔心切面（心尖区）：用于评估下腔静脉的宽度及随呼吸的变化。若剑下无法观察下腔静脉，选右侧腹部近腹中线，或经肝观察下腔静脉，或联合剑下观察下腔静脉。

（2）心尖四腔心切面（心尖区）：该切面信息丰富，尤其是对心脏的四个腔及附属结构的整体观察、相关运动情况的了解及疾病的诊断价值很大，以此切面为基础进一步显示心尖五腔心切面，可观察主动脉及其附属结构，并进行相关数据的测量。

（3）胸骨旁长轴切面和短轴切面：左心室长轴切面（胸骨左缘第3、4肋间）、心底短轴（大动脉短轴）切面（第2、3肋间）、二尖瓣水平短轴切面（第3、4肋间）、乳头肌短轴切面（第4、5肋间）。

（4）胸骨上窝主动脉弓长轴切面。

2. 常用测量方法

（1）M型超声心动图（图8-4）：换能器以固定的位置和方向对人体扫描，将声束扫描途径中不同深度的波形信号回收，在垂直扫描线上以辉度调制显示，并在水平扫描线上显示时间信号，常用于测量心功能及观察心脏室壁运动，随着心脏的收缩和舒张，心脏各层组织和探头的距离便发生节律性改变，从而显示目标观察切面的心脏各结构的活动曲线。常选择左心室长轴切面进行心功能的测定（图8-5）。

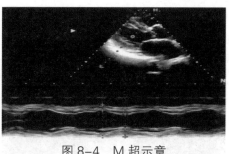

图 8-4　M 超示意

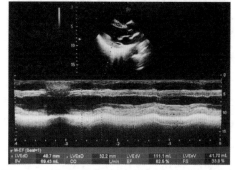

图 8-5　左心室长轴切面 M 超心功能测定

（2）二尖瓣口频谱多普勒：E/A > 1，正常人（或假性正常化，组织多普勒 Ea < Aa）；E/A < 1，左心室舒张功能降低；E/A > 2，限制性舒张功能障碍（Ea < Aa）。测量时选用心尖四腔心切面（图 8-6）或心尖两腔心切面。

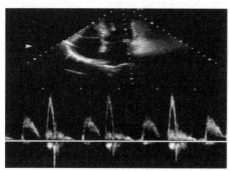

图 8-6　心尖四腔心切面测 E、A 峰值（该图 E/A < 1）

（3）二尖瓣环组织多普勒：在组织多普勒界面上，于心尖四腔心切面或心尖两腔心切面进行测量，在 TDI、PW 模式下，将取样容积分别置于二尖瓣前叶、后叶的瓣根部测得 Ea、Aa 值（图 8-7）。

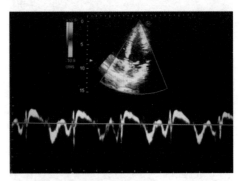

图 8-7　组织多普勒界面测量 Ea、Aa 值（Ea > Aa）

（4）每搏输出量（stroke volume，SV）的评估：重症患者中 SV 的评估是心血管超声心动图检查如血流动力学评估、瓣膜损伤程度及心功能分析必不可少的一部分。只有准确的成像才能获得准确的评估。

SV = 左心室流出道（LVOT）面积 × LVOT 的流速时间积分（VTI）。因此需要测出左心室流出道（假定为圆形）的内径，以及在左心室流出道切面进行 VTI 的测量（图 8-8）。

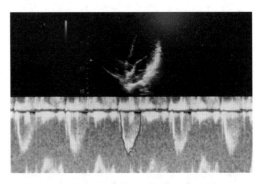

图 8-8　在左心室流出道切面进行 VTI 的测量

（二）超声对于肺部的评估

1.探查部位　对于肺部超声扫查，不需要特殊的标准切面，只要声波透过肋间隙，即可探查到胸膜及肺组织，对于重症患者来说，应快速评估患者肺部情况，可按照疾病发生部位进行探查：对于平卧位的气胸患者，常于前胸壁探查；观测胸腔积液，常选择侧下胸壁；若要全面探查肺部情况，可沿肋间隙层层扫查。

2.探头的选择　凸阵探头更适合体形偏胖患者及深层次病理改变的探查，线阵探头适合体形偏瘦患者、浅层区域、胸廓区域探查，以及胸腔病理评估（如气胸）。

3.肺部超声表现

（1）正常肺组织的超声影像，可看到胸膜线、A线及少量B线。

胸膜线为一光滑高回声线条，可随胸腔脏器相对于胸腔壁运动也产生移动。A线起源于胸膜线，显示为数条高回声的线条，在胸膜线的下方，平行于胸膜线，随深度增加而衰减。胸膜线与A线为正常肺组织的标志性超声表现（图8-9）。

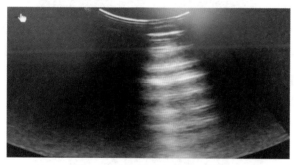

图8-9　正常肺部超声影像

B线为由胸膜线发出并垂直于胸膜线的激光束样条状高回声线，可随胸膜线移动而移动。B线常见于肺间质病变者，但在少数正常人下侧胸壁靠近膈肌处也可见少量B线。B线的特征：起自胸膜线，彗尾征，高回声，激光束样，不衰减，直达屏幕边缘，覆盖A线，随肺滑动而一起运动。对于异常肺组织，A 线基本不可明示，可看到超声图像中明显的 B 线（图 8-10）。

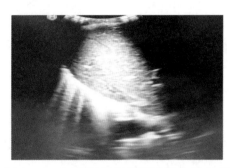

图 8-10　异常肺组织超声影像中的 B 线

（2）肺实变和肺不张超声影像表现：组织样征（肺出现类似于肝样组织结构，图 8-11），碎片征（多由于实变的肺组织和充气肺泡的交接区出现的碎片样不规则强回声团，图 8-12），支气管充气征。

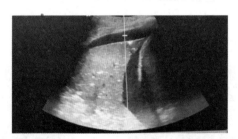

图 8-11　肺肝样变超声影像

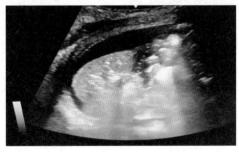

图 8-12　碎片征超声影像

（3）急性呼吸窘迫综合征超声影像表现：非匀齐的 B 线分布，胸膜线异常征象，前壁的胸膜下实变，胸膜滑动征减弱或消失，存在正常的肺实质。

（4）气胸超声影像表现：胸膜滑动征消失，B 线消失，出现肺点。

（5）急性肺水肿（心源性或单纯容量负荷增加）超声影像表现：弥漫匀齐的 B 线分布；固定增宽的下腔静脉；伴或不伴左心室射血分数明显下降；左心舒张末期面积增加。

（三）超声对于循环容量的评估

临床中对于重症患者常通过观察下腔静脉（VC）对患者的循环容量进行大致的评估。当循环容量不足时，常表现为下腔静脉管腔纤细并随呼吸运动变异度增大。

下腔静脉的超声评估常用方法：用凸阵探头或相控阵探头于剑突下平行于下腔静脉长轴扫查（图 8-13、图 8-14）。

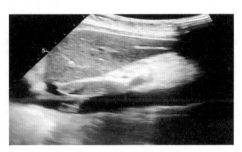

图 8-13　下腔静脉超声影像

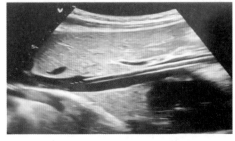

图 8-14　ECMO 术后的下腔静脉超声影像

循环容量低可表现为：左心舒张末期面积明显减小，左心收缩增强，乳头肌"Kiss 征"低血容量状态（自主呼吸时，下腔静脉内径 < 9 mm；机械通气时，下腔静脉内径 < 15 mm）。

当患者处于循环容量过负荷状态下，下腔静脉绝对直径 > 20 mm。

（四）超声对于血管的评估

1. 动脉的超声二维影像特点（图 8-15）

（1）管壁为三层膜状结构，由里向外为内膜、中膜、外膜。内膜为线条状回声，连续完整，厚约 0.1 cm；中层为较宽的低回声区；外膜为最外层，呈明亮的带状回声。

（2）管腔内无回声，透声好。

（3）具有动脉的搏动性，用探头加压血管，管腔正常状态下不能完全闭合。

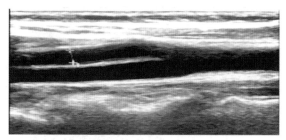

图 8-15　动脉超声影像

2. 动脉的彩色多普勒超声影像特点

（1）为离心方向血流。

（2）管腔中央区信号色彩明亮，两侧壁附近色彩暗淡，这是血流流速不一致所致。

3. 静脉的超声二维影像特点（图 8-16）

（1）管壁为单层结构，具有较亮的带状回声，平滑、连续性好。

（2）管腔内无回声，内可见静脉瓣回声，随血液流动闭合。

（3）用探头加压血管，管腔塌陷变形，可出现血流暂时中断现象。

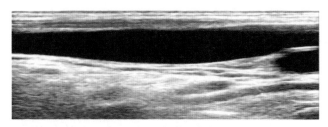

图 8-16　静脉超声影像

4. 静脉彩色多普勒超声影像特点

（1）为向心性血流。

（2）血管远端挤压，管腔内色彩可变亮（血流速度加快所致）。

5. 上、下肢血管超声检查方法与注意事项

（1）上肢血管检查：取仰卧位，上肢外展，从锁骨下动、静脉开始向下扫查，以纵切为主，疑管腔狭窄或栓塞时，做横切面扫查，并用探头加压管腔，观察有无改变，主要检查腋动脉、肱动脉、尺动脉、桡动脉、贵要静脉和头静脉。

（2）下肢血管检查：检查股静脉时取仰卧位，下肢轻度外展、外旋，膝关节微屈；检查腘静脉时取俯卧位，下肢稍抬高，以便静脉回流；检查胫静脉、腓静脉及其他小腿深、浅静脉时，取仰卧位，肢体轻度外旋。

（3）注意事项：双侧对比，沿血管方向，由近心端向远心端检查；探头压力适当；横切测量内径，纵切显示彩色血流；ICU 患者行动大多不变，检测静脉时可抬高肢体，用探头加压、挤压远端肢体，判断静脉腔内有无血栓及血流通畅情况。

6. 重症患者常见血管疾病

（1）真性动脉瘤和假性动脉瘤：

1）真性动脉瘤：动脉硬化、动脉中膜退行性变等原因引起的动脉管壁病变，弹性降低、结构薄弱部位产生局限性异常扩张，可发生在动脉系统的任何部位，以肢体主干动脉、腹主动脉和颈动脉较多见。

2）假性动脉瘤：外伤、动脉壁破裂，血肿通过动脉裂口与动脉相连。假性动脉瘤多见，常见于血管穿刺置管术后，多发于股动脉、腘动脉。

3）二者的临床表现和超声特点：

真性动脉瘤与假性动脉瘤的临床表现差别不大：不同部位搏动性肿物，可伴压迫症状，引起组织肿胀，若伴发血栓脱落可引起相应远端血管缺血症状。

超声特点：假性动脉瘤为搏动性肿块（内为液性），有通道与附近动脉相连；真性动脉瘤呈梭形或囊状局限性膨大或扩张，管壁连续，内膜粗糙。

CDFI：假性动脉瘤在破口处可测得往返血流频谱；真性动脉瘤瘤体部可见涡流，频谱为杂乱的低速血流。

（2）深静脉血栓（图 8-17）：重症患者多见，随发病部位不同可表现为肿胀、疼痛、发绀、浅静脉曲张。超声检查（常结合彩色多普勒）特点：阻塞部位可见血栓回声（急性表现为低回声，慢性表现为不均质强回声），该处管腔不能压闭（谨慎操作，防止血栓脱落）；阻塞远端静脉扩张，管腔及血流不随呼吸变化；不完全梗阻可见血流绕行，完全梗阻见血流中断；远端血流缓慢，深呼吸、瓦氏试验、挤压肢体，血流信号改变不明显或消失；血栓处的彩色多普勒成像为血栓处血流信号充盈缺损。

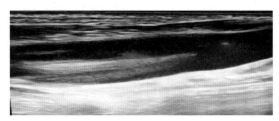

图 8-17　深静脉血栓超声表现

（3）深静脉瓣功能不全：各种原因引起的静脉瓣损害进而导致患

者的静脉回流不畅、下肢水肿、浅静脉曲张、组织缺氧，严重者皮肤溃烂、感染。超声检查特点：血管扩张，静脉壁增厚，静脉瓣活动受限，血管管腔内可见血栓；彩色多普勒成像提示瓦氏试验阳性，即患者行深吸气后屏气，可见彩色倒转血流束及反向血流频谱。

（杨治宇）

第九章
V-V ECMO 超声评估

V-V ECMO 患者主要因肺部疾患如重症肺炎、ARDS、烧伤、慢性阻塞性肺疾病急性加重（AECOPD）等，在常规模式下无法维持氧供。那么如何判断患者治疗过程中是否需要补液或者利尿、肺部感染是加重还是好转？如何评估肺复张效果？如何鉴别突发呼吸困难的原因？超声给了重症医生另外一双"眼睛"。声波遇到气体时，被全部反射，不能成像，因此，肺部曾被认为是超声检查的"禁地"。而在某些情况下，超声在含气器官诊断中的局限性又恰恰是它的优势所在。肺实质内气体含量的变化在肺部动态超声成像中起着决定性作用。近年来随着对疾病认识和理解的深入及超声技术的进步，肺部超声逐渐受到学者的重视，并且在危重症患者特别是 V-V ECMO 患者肺部治疗及评估中起到了重要作用。传统方式下，诊断重症患者是否发生气胸、胸腔积液、肺水肿、肺实变、肺不张等，须将患者搬运至放射科做 CT（计算机体层摄影）等影像学检查，即使是做床旁 X 线检查，也要经历拍片、洗片、读片、报告等环节。而有了重症超声后，一旦感到患者情况有变化，临床医生可以马上在床旁应用超声评估患者，及时直观地看到患者是否有气胸、肺水肿，甚至是否有肺间质性病变，减少了判断时间，避免了可能的判断失误。

一、肺部超声表现的病理生理基础

正常肺是人体内最大的含气空腔器官。由于空气对声波的衰减作用，超声波束不能穿透含气的解剖结构。因此，一般认为，超声设备难以对胸膜下含气的肺实质进行检查。然而，由于肺气-血交换的功能需求，肺内气管和血管伴随支气管树走行逐级分布，并在终末端脏层胸膜下的肺表面形成了终末肺泡和间质（血液）均匀交叉排列的独特解剖结构。此时，肺组织内大量的空气和血液混合得极其充分。肺泡内空气与间质组织相互交叉，形成微小但广泛的气-液界面。通常 B 型超声的纵向分辨率为 1 mm，侧向分辨率为 2 mm，而正常肺泡小叶间隔厚度约 300 μm，超声无法分辨，故仅有胸膜与肺内气体间的界面形成声反射，表现为随呼吸滑动的、水平的胸膜线。在胸膜线以下常可以观察到一系列等间距、与胸膜线平行的水平线状回声，随着与胸膜间距离的增加，其回声强度逐渐减弱。这些明亮但不成形的回声线被认为是胸膜到探头之间反复的声反射伪影，即 A 线。垂直的"彗尾征"伪影也发源于胸膜肺界面，目前认为主要是由于胸膜下小叶间隔液体充盈。胸膜下肺组织内空气和水的不同比例混合导致声波相互作用是产生不同伪影的基础。因此，肺部超声伪影均起源于胸膜线，而且肺部超声检测很大程度上是基于对伪影的分析。有文献报道，超过 97% 的急性肺部病变紧邻肺表面，提示超声用于肺部检查存在广泛的应用基础。

此外，肺部超声影像其实是随肺部气液比变化而产生的一系列图像。例如，胸腔积液、肺实变的气/液值为 0 或接近 0；大面积肺实变或者肺不张时，因肺基本不含气，气/液值约为 0.2，成像密度和肝脾等实质脏器相近，如肺肝样变，容易出现在胸腔或肺组织的低垂部位；间质综合征的气/液值约为 0.95，在全肺都可出现；正常肺、哮喘和慢性阻塞性肺疾病（COPD）的气/液值约为 0.98；气胸的气/液值则为 1，故常先进行前胸部或肺尖部检查。可见，随着气体比例的逐渐增多，病变位置也在变化，因为气体密度低，易上升，液体密度高，易于下降。另外，肺超声影像多须实时动态评价，静态影像回顾分析难以满足临床诊断。

二、肺部超声的设备和技术要求

ICU 应用的超声设备应该具备轻便、紧凑、易于搬动和耐用的特点，便于反复进行床边检查。为方便显示、记录、传输影像信息及动态观察，此类设备还应具备高性能的显示屏和存储设备。胸部超声检查探头的类型和最佳频率随被检查者的年龄、病变的位置及检查的进路变化而变化。5~15 MHz 的高分辨率线阵探头适用于胸壁、胸膜或肺组织浅层检查，扇形曲阵探头较适合经肋间隙进行更深层的检查。另外，重症 V-V ECMO 患者肺部基础差，往往存在有多种耐药细菌的可能，探头和设备均应反复消毒，而不能让探头成为患者间 ICU 耐药菌株传递的媒介，所以需要建立一套完整的消毒及隔离程序，每个操作者都应养成良好的消毒习惯。

三、肺部超声检查方法

首先了解重症肺超声检查的七原则。

（1）快速、简便了解肺部情况。

（2）在胸部，空气和水是混合的，产生了特殊的超声标志、特征和伪影。

（3）肺是人体体积最大的器官，建议按照双肺 10 个检查点进行流程化的扫描。

（4）所有征象和伪影起自胸膜线，这是基本的标志。

（5）伪影，通常考虑为超声的干扰，但是具有特殊的意义。

（6）肺是重要的器官，并且能够运动。所以，作为正常的基本动态征象，动态分析肺滑动征是至关重要的。

（7）所有浅表性的、胸膜线周围的急性致命性病变，都是重症肺超声应用的领域。

肺部超声检查方法：患者取仰卧位，扫查前胸壁，观察有无气胸。扫查前胸壁→侧胸壁，观察有无胸腔积液和肺部实变。略抬高患者的同侧身体，尽可能向背部扫查，可观察到少量胸腔积液和小片实变区。

四、超声在肺部的基本表现

在 V-V ECMO 支持中，我们需要对患者呼吸衰竭的原因进行明确，实时对患者肺部情况进行评估，指导呼吸支持调节及液体管理，所以我们需要掌握基本征象，如正常肺脏的征象（蝙蝠征，肺滑动征，A 线）、胸腔积液的征象（四边形征，正弦征）、肺实变的征象（碎片征，组织样征）、间质综合征的征象（B 线）及气胸的征象（平流层征，肺点）。

操作时第一步要找到肋骨，第二步寻找肋间隙，第三步识别胸膜线和胸膜（肺）滑动征，而肺滑动征消失常见于肺炎、肺不张、气胸、呼吸微弱、呼吸暂停等，典型的气胸甚至可见胸膜破裂。

（一）蝙蝠征和胸膜线

脏层胸膜及壁层胸膜构成胸膜线，胸膜线显示的是胸壁软组织及肺组织的交界面，即肺-胸膜交界面。5 MHz 探头下无法区分脏层胸膜和壁层胸膜，超声影像上两者合为一条线，但当调节深度为最浅时有时可看见分层。

蝙蝠征由上、下两根肋骨构成"蝙蝠"的两翼，胸膜线构成"蝙蝠"的腹部，为正常肺部征象。

（二）肺滑动征和肺搏动征

脏、壁层胸膜随呼吸运动相互滑行或闪动，这种正常运动称为肺滑动征（在 M 型超声下产生沙滩征）。心脏的搏动传递到肺组织的表面，M 超下可观察到与心脏搏动一致的跳动，被称为肺搏动征。肺滑动征和肺搏动征存在的意义为两层胸膜之间没有气体、液体或粘连，可排除气胸、胸腔积液、肺实变、胸膜炎或间质综合征等。

（三）A 线

当超声垂直投射于胸膜-肺表面，可出现混响伪像。超声下表现为多条与胸膜线平行的线状高回声，位于胸膜线下方，彼此间距相等，其强度依次递减，称之为 A 线，也称水平线。A 线是气体的标志，是正常肺组织 B 型超声表现。一些病理情况也可有 A 线，如哮喘、COPD、气胸、肺栓塞等。

A 线伴肺滑动征消失也可见于一些有皮下气肿的患者，但这种情况下，A 线一般在肋骨线和胸膜线的上方，这有助于气胸的诊断，能够及时发现重症肺炎、AECOPD 或医源性穿刺损伤后发生的气胸，并及时处理。

（四）B 线

B 线为肺间质综合征的基本征象，是超声波遇到肺泡气-液界面产生的反射所形成的伪像。超声下表现为从胸膜线出现延伸至屏幕底部的离散垂直混响伪像影，不发生失落，与肺滑行同步运动。B 线有 7 个特征：①类似于"彗尾征"；②起始于胸膜线；③为强回声；④纵向；⑤一直向下延续至远场，不衰减；⑥擦掉 A 线；⑦肺滑动征存在，呼吸胸膜滑动时，可见 B 线闪烁。其中①②⑦为恒定的，其余为不恒定的。

正常儿童或成人肺在超声下见不到 B 线，B 线仅出现在侧胸部最后一个肋间（第 10 肋间侧壁），在一个扫描切面内 B 线的数目不超过 3 个。

B7 线：多条 B 线间距为 7 mm，由增厚的小叶间隔导致，提示间质性肺水肿或病变。

B3 线：B 线间距为 3 mm 或更小，符合 CT 检查见到的毛玻璃样变区，提示肺泡性肺水肿或病变。

B7 线和 B3 线存在的意义在于评估损伤的肺通气范围及程度，同时区分肺水肿的类型。

（五）碎片征、组织样征和支气管充气征

碎片征、组织样征为肺实变的基本征象。当实变肺组织与充气肺组织分界不明确时，二者之间所形成的超声征象称为碎片征。

当肺部含气量降低，肺组织内液体量增加、肺泡萎陷等，气体消失后形成实变组织，声像可视为一个与肝和脾回声类似的实体组织，即组织样征。在实变区内，可以看到高回声点状影像，具有吸气增强的特点，称为支气管气影，也称支气管充气征。

支气管充气征是不均匀、组织样的（类似肝回声）超声图像内点状或线状高回声征象，分为动态支气管气影和静态支气管气影。组织动态运动时支气管内充气影称动态支气管气影（实变）。静态支气管气影（不张）以不张肺区域内静止的支气管内充气影为特征。动态支气管气影是区别肺炎和肺不张重要的诊断性肺伪影。对于 V-V ECMO 患者，鉴别肺炎和肺不张尤其重要，这是决定采取气道护理还是胸腔穿刺的一个重要方法。

有研究认为，炎症性肺实变的不同阶段在肺超声上表现不同。初期表现累及胸膜，胸膜下有肺不张，合并融合 B 线征象；进展期可出现碎片征、空气支气管征，进而出现肝样变肺组织。这就成为 V-V ECMO 支持过程中在血常规、感染标志物及分泌物颜色、量、性状等之外又一个评估肺部感染程度的方式。

（六）四边形征和正弦波征

四边形征和正弦波征是胸腔积液的两个标准征象。胸腔积液时，胸膜线和肺表面分离，胸膜线、相邻两侧肋骨及肺线组成四边形，即四边形征。正弦波征是指在 M 型超声上，呼吸过程中脏层胸膜与壁层胸膜间距在吸气期下降、呼气期增加的循环变化现象，是一个动态征象。

重症患者特别是 V-V ECMO 患者无法行立位平片扫描，使胸腔积液无法有效检出，而超声有极高的敏感率（93%）。卧位胸片敏感率

为 47%，无明显肋膈角变钝，而超声下四边征明显。

传统 CT 及 X 线下一般难以鉴别漏出液及渗出液，超声在这方面有独特的优势。对于 V-V ECMO 患者，除去外伤性因素，大多数需要抗凝，鉴别胸腔积液是否为血性、是否为漏出液就显得尤为重要。如为漏出液，则须强化蛋白补充，无须调整抗凝方案；如为血性，则须调整抗凝方案，同时判断是否需要穿刺置管引流。

严重感染或血性胸腔积液时，液性暗区内可见纤维条索影，称为水母征。

（七）平流层征和肺点

平流层征和肺点是气胸的征象。气胸时，由于胸膜滑动征的缺乏，M 型超声上胸膜线深处的气体及其后方伪像呈现为平行线样表现，称为平流层征。

吸气时肺容积增大，M 型超声扫查到正常肺脏，出现正常肺部征象之一的沙滩征，呼气时肺容积缩小，M 型超声扫查到胸膜腔内气体，出现平流层征。这个交汇点就叫作肺点。在 M 型超声下随着呼吸变化，出现平流层征与沙滩征交替现象。

仰卧位时，98% 的气胸出现在前部和下部，一般在下蓝点扫查；而半坐位时一般在上蓝点扫查一些微量的气胸。

气胸的声像图特征为：仅有 A 线，B 线缺失；肺滑动征消失；肺搏动征消失；M 型超声时，沙滩征消失；肺点出现证实气胸。

前胸壁扫查到 B 线可排除气胸，因 B 线起自胸膜线；使用线性探头或者凸阵探头（M 型超声）。

肺滑动征消失及只存在 A 线是气胸的基本征象，敏感性 95%，阴性预测值为 100%。在气胸的病例中，观察到胸膜线消失，M 型超声呈平流层征，看到肺点即可确诊。

五、超声下急性呼吸困难诊断流程

大多数急性呼吸困难很大程度上是由以下病因造成的：COPD/哮喘，肺炎，肺水肿（心源性/肺源性），肺栓塞等。非常幸运的是，肺部超声对于急性呼吸困难患者诊断有着很高的灵敏度。下面是我们对危重的 V-V ECMO 或其他肺部疾病患者提供的切实有效的诊断流程（图 9-1）。

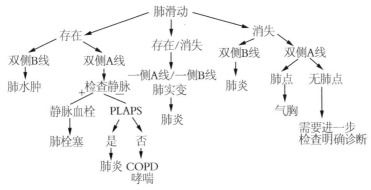

图 9-1　超声下急性呼吸困难诊断流程

六、超声指导 ARDS 与急性心源性肺水肿（ACPE）的鉴别

虽然 V-V ECMO 主要支持肺脏，但治疗过程中仍存在既往有心脏疾患、单位时间输注过多液体或总入量过大等因素导致 ACPE 的可能，而以上急性呼吸困难诊断流程弊端在于无法有效区分 ARDS 和 ACPE，这将对治疗产生不利影响。

ARDS 的肺超声表现：非均匀的 B 线分布；存在正常的肺实质（正常通气区）；胸膜线异常征象，不规则的胸膜线节段增厚；前壁胸膜下实变；肺滑动征减弱或消失。

ACPE 超声表现：多发、均匀、弥散、双侧；存在肺滑动征；胸膜多无实变。

在 V-V ECMO 过程中，患者出现肺水肿，氧合下降，此时快速而准确地鉴别出心源性和肺源性肺水肿尤为重要，超声能够帮助重症医生快速鉴别并正确处理。

七、超声指导肺复张

V-V ECMO 支持肺部疾患特别是 ARDS 的治疗过程中时常会需要进行肺复张，而常规方法费时费力，超声下可以实时监测肺复张过程中肺部情况的变化，寻找最佳呼气末正压（PEEP）设定值。ARDS 患者右心功能不全的发生率为 14%~50%，吸气平台压（Pplat）与右心功能密切相关，随着 Pplat 的增加，右心功能不全发生率增加，死亡率增加。此时应用超声指导滴定 PEEP 将起到现实性意义。

肺复张目的：使萎陷的肺泡复张，并在整个呼吸周期内保持复张状态。

肺复张意义：减少分流，改善氧合，减少肺泡遭受剪切力的损伤，减少肺间质液体向肺泡内渗透。

超声指导下肺复张是患者肺部由肺实变逐步减少到 B 线逐步减少到 A 线出现的过程。在调整不同的 PEEP 时对肺部实时超声监测评估，根据超声影像寻找最佳 PEEP。

超声在 V-V ECMO 过程中有着举足轻重的作用，在液体管理、呼吸困难的诊断、胸腔积液性质的判断、引导穿刺、肺复张及右心保护、治疗效果的评估等方面带来不一样的诊治思路。

（王生锋）

第十章

V-A ECMO 超声评估

心脏超声在 ECMO 支持患者的整个治疗过程中起到了至关重要的作用，可以说无论在 ECMO 治疗的任何阶段，心脏超声都可以提供极为有用的信息。具体来说，超声为选择合适的患者提供了信息，引导穿刺和置管，监测运行过程，帮助发现并发症，帮助评价患者心功能的恢复和决定 ECMO 支持的撤离。在重症患者中 ECMO 用于心肺支持越来越多，因此，临床医生需要有专业的技术来评价这些患者。临床医生要做到在 ECMO 管理过程中熟练应用心脏超声，除了掌握足够的心脏超声知识外，还需要充分了解 ECMO 的技术特点。本章将着重讨论心脏超声在 ECMO 支持不同阶段的作用。

一、ECMO 前的心脏超声评估

心脏超声可以帮助排除导致患者循环不稳定的可逆病变（如心脏压塞、未明确的心脏瓣膜疾病和左心室功能不全），以避免不必要的 ECMO 支持。也可以发现一些禁忌证，如主动脉夹层严重主动脉瓣反流。主动脉病变，如严重的主动脉粥样硬化，可能会影响 V-A ECMO 插管位置及需采取技术的选择。V-A ECMO 和 V-V ECMO 静脉插管在右心房的位置也提示右心房的结构异常可能会影响到插管的位置和功能。超声也可发现一些特殊病变，包括卵圆孔未闭、房间隔缺损、房间隔瘤、留置起搏或除颤电极、三尖瓣病变（如三尖瓣狭窄或三尖瓣置换）等。心脏超声对心功能的评估还可以帮助医生选择 ECMO

支持方式，如帮助医生判断肺炎伴有严重脓毒症性心肌抑制的患者采用 V-V ECMO 支持是否足够，是否需要 V-A ECMO 支持等。对由于呼吸衰竭拟行 V-V ECMO 支持的患者，必须排除心源性呼吸衰竭及机械通气导致的严重右心功能不全。

二、ECMO 插管和 ECMO 支持初期的心脏超声

在 ECMO 插管过程中，心脏超声可以协助医生正确放置插管（图10-1），包括协助医生确定 V-A ECMO 时动脉穿刺的位置、评估血管直径、排除所选静脉血栓形成等。超声可以对 ECMO 支持中的心室负荷减轻程度、室间隔的运动状态提供实时反馈。

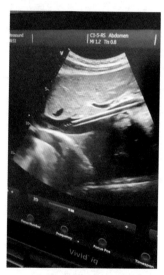

图 10-1 静脉插管在下腔静脉的位置

ECMO 插管位置不当时需要再次手术或操作进行调整。这样会导致出血和感染的风险增加，延迟开始 ECMO 支持。静脉管路与动脉管路相比，更容易出现放置错误。错误位置包括靠近房间隔、通过未闭的卵圆孔到达左心房、放置到冠状窦、超过三尖瓣或瓣下结构。置管位置错误可能导致血管、心肌损伤或 ECMO 流量异常。

对于 V-A ECMO，经食管超声心动图（TEE）对于引导放管非常有用。回输管通常放置在对侧股动脉，导管尖端置于髂动脉或腹主动脉。这个区域 TEE 无法看到。然而，导管放置到这个位置是不需要显示的。TEE 能够在扩张前确认经皮动脉穿刺的导丝在主动脉内，降低了再次动脉穿刺的风险。动脉回输管路可以在股动脉或腋动脉上做烟囱移植。此部位的血液流向和流速可以用血管超声测量，虽然胸部 X 线检查经济、易得，与经胸超声心动图（TTE）相比对操作者经验要求不高，但其在确定管路位置方面缺乏敏感性。况且很多 ECMO 管路没有不透 X 线的尖端。因此，通过胸部 X 线来确定管路的位置可能会低估了管路的尖端位置，相反，心脏超声可以提供更好的管路的空间位置。除此之外，TTE 还可以提供关于心脏充盈、心功能和 ECMO 并发症方面的更多的信息，这在胸部 X 线检查中是不可能的。心脏超声也避免了患者更多地暴露在射线中。因此，心脏超声在评估管路的正确位置方面是除胸部 X 线检查外一个很好的选择。

三、心脏超声和 ECMO 治疗反应的监测

在 ECMO 支持建立后，由于 ECMO 环路类型和置管位置的不同，患者的血流动力学发生很多改变。心脏超声可以测量左心室短轴缩短分数、主动脉峰流速、左心室流出道流速时间积分等反映血流动力学变化的参数。

在外周 V-A ECMO 中，左心室前负荷通常是降低的（因为肺动脉血流是降低的），但左心室后负荷是增加的（由于血液沿着动脉回输管路回输产生的压力）。在严重的左心室功能不全的患者中，尤其是伴有严重的二尖瓣反流的患者，左心室可能会严重扩张，主动脉瓣无法打开。这在动脉压监测上显示为搏动消失。这可以导致降主动脉、左心室和肺静脉血流停滞、血栓形成。在这种情况下，抗凝需要增加，为了使自身左心室输出量达到最大化而必须降低后负荷（通过降低 ECMO 流量和应用强心剂、外周血管扩张剂），以此利于主动脉瓣的

开放。有时甚至需要行左心减压术或经皮球囊房间隔造口术。

四、心脏超声和 ECMO 并发症的发现

ECMO 支持的患者病情极其危重，由于潜在的疾病过程、病情的危重、应用抗凝剂、应用支持装置本身，并发症的发生率明显增加。心脏超声可以帮助发现和处理由于 ECMO 支持本身产生的特定并发症。通常在怀疑 ECMO 工作异常，尤其是产生血栓、管路移位或心脏压塞时，心脏超声是首先采取的检查手段。众多 ECMO 患者 TTE 和 TEE 的研究中发现，通过超声可以迅速评估管路的位置、心脏充盈情况和心功能、心脏压塞时的心腔受压情况和管路相关的血栓栓塞（图10-2）。

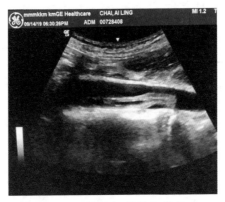

图 10-2　管路相关的血栓栓塞

ECMO 支持的患者因为心脏处于部分体外循环状态，诊断心脏压塞非常困难。心腔可能处于被心包血肿明显压迫状态，但是没有明显影响到 ECMO 管路的血流，因此不一定会引起血流动力学变化。

用于 ECMO 置管的管路非常粗，因此可能使其成为产生并发症的原因，尤其是血栓形成或动、静脉的堵塞。例如，有报道提示在 ECMO 患者 TTE 中发现上腔静脉血栓，因此上腔静脉的超声检查非常重要。静脉管路内血栓形成可以降低 ECMO 流量，也可以引起肺栓塞，从而使

临床情况更为复杂。除此以外，ECMO 静脉管路撤除后，围绕管路的机化的血栓可能会被留在心脏中。因此，如果静脉管路在手术过程中拔除，如在心室辅助装置（VAD）植入或心脏移植过程中拔除，推荐术中 TEE 明确下腔静脉中是否存在静脉血栓铸型。如果没有发现血栓，可能之后会引起肺栓塞；如果发现血栓，可以在手术过程中一并移除。

五、患者恢复过程和撤除 ECMO 时的心脏超声

评估患者的恢复情况和准备 ECMO 撤除的环节，心脏超声起重要作用。对于 V-A ECMO 来说，可以用 TEE 直观地评估。评估是否撤除 ECMO 及撤除时机需要考虑的因素众多。心功能的恢复可以通过观察动脉压差来判断。对于 V-A ECMO，通常不在前 72 h 内考虑撤机。尽管目前没有撤除 ECMO 的超声指标，但用于 VAD 的撤离原则可以用于 V-A ECMO，患者心功能恢复的水平和撤除 ECMO 的可能性基于临床、血流动力学和超声等多种指标。考虑撤除 ECMO 的超声方面的指标包括：左心室射血分数＞35%~40%，左心室流出道流速时间积分（VT）＞10 cm，没有左心室扩张，没有心脏压塞。

应用右心导管来估算心指数可能会误导 V-A ECMO 的撤除，因为 ECMO 支持过程中大部分循环血流没有经过肺动脉。在撤除 V-A ECMO 过程中，通常的做法是每次将 V-A ECMO 的流量减小 0.5~1 L/min，然后评估临床和血流动力学参数（包括心率、血压、动脉波形的搏动性、右桡动脉的氧饱和度和中心静脉压、肺动脉压的变化）及超声参数（每搏量、心室大小、心室容量和射血分数），考虑到 ECMO 管路在低流速下容易形成血栓，因此不建议将流速减到 1~2 L/min 以下。Konishi 等发现，对于病毒性心肌炎需要 V-A ECMO 支持的患者，用心脏超声评估其降主动脉的血流可以帮助评估心脏的恢复情况，并强调了两股血流的混合情况可能有助于判断心脏本身是否产生了足够的心排血量。

（卢艳秋　郭　燕）

第十一章
超声指导 ECMO 容量评估

容量管理是重症患者最重要的治疗手段之一，也是 ICU 患者血流动力学治疗的基础。其中容量状态和容量反应性的评估是重症患者容量管理的核心。研究证实，仅接近 50% 的血流动力学不稳定患者对容量复苏有效。容量过多或过少均可能造成相关器官功能衰竭，进而影响患者预后。ECMO 支持患者由于其体外循环的存在明显干扰了自身血流动力学，造成临床上许多血流动力学监测手段无法应用，而即时超声在 ECMO 患者容量评估管理中具有独特价值。

目前用于预测容量反应性的超声评估指标包括静态和动态两种评估指标。其中静态评估指标包括下腔静脉直径、左心室大小、二尖瓣血流频谱等。由于静态指标是通过压力替代容积的方法间接反映心脏前负荷，受心室顺应性、瓣膜功能、胸腔压力及机械通气等众多因素的影响，因此常无法准确预测容量反应性。目前临床上常用动态评估指标包括经心肺交互作用的功能性血流动力学指标、容量负荷试验及被动抬腿试验。由于 ECMO 循环独特的生理学特点，超声在 ECMO 患者中的容量评估与其他危重患者的评估存在一定差异。以下从腔静脉、心脏及肺部超声相关影像学征象指标来介绍超声在 ECMO 容量评估中的应用。

一、腔静脉超声在 ECMO 容量反应性评估中采用的指标

在容量评估中腔静脉超声指标包括下腔静脉（inferior vena cana,

IVC）直径、IVC 随呼吸变异度和上腔静脉（superior vena cana，SVC）随呼吸变异度。其中 IVC 随呼吸变异度及 SVC 随呼吸变异度是经心肺交互作用的功能性血流动力学指标。心肺交互作用的机制是，正压通气时，动脉压的波形及压力值会随间歇的吸气与呼气发生升高与降低，呈周期性改变；血容量不足时，这种改变尤为显著，甚至在自主呼吸时也能观察到。机械通气正压吸气时，胸腔内压增加使静脉回流减少，IVC 增宽而 SVC 受压；跨肺压增加使肺血管床受压，血流阻力增加，右心室后负荷增加。以上两种情况均使右心排血量下降，而在超过肺代偿能力后左心室回流血量减少进而输出量下降。在一定条件下，IVC 直径、IVC 随呼吸变异度和 SVC 随呼吸变异度可用于预测有无容量反应性。

（一）IVC 直径及 IVC 随呼吸变异度

如之前所述，IVC 直径的绝对值不能准确预测容量反应性，但其对右心房压力变化和容量变化敏感，在某些极端情况如 IVC 完全闭陷或完全扩张固定时，能提供容量状态的有用信息。

IVC 随呼吸变异度可提供患者容量状态的信息，用于评估液体容量反应性。

自主呼吸及机械通气下存在自主呼吸时，吸气状态下 IVC 塌陷指数大于 50%，存在容量反应性可能性大，但小于 50% 不能排除容量反应性，因此准确性较差。Muller 等研究表明，ICU 内自主呼吸存在的循环衰竭患者 IVC 塌陷指数取 50% 时，其预测容量反应性的敏感度为 70%，特异度为 80%。在完全机械通气患者中，IVC 吸气扩张率即（IVC $_{最大内径}$－IVC $_{最小内径}$）/IVC $_{最小内径}$至少为 12% 时，提示存在容量反应性，其敏感度和特异度均为 90%；而 IVC 呼吸变异率即（IVC $_{最大内径}$－IVC $_{最小内径}$）/IVC $_{平均值}$至少为 18% 时，提示存在容量反应性，其敏感度为 93%，特异度为 92%。

在 V-V ECMO 管理中，即时超声在评估血管通畅性、管路位置、右心室功能、容量状态、伴随的左心室功能障碍及休克等方面非常有价值，其中超声评估 IVC 可用于评估心脏前负荷。即时超声可通过评估 IVC 直径和引血管头端 IVC 是否塌陷来判断是否存在低血容量。虽然 IVC 随呼吸变异度可用于评估容量反应性，但 ECMO 支持时通常将导管置入下腔静脉，可限制其塌陷。而且建立 ECMO IVC 通道的患者，静脉内负压影响 IVC 大小及其随呼吸变异度，有可能在导管周围出现静脉完全塌陷。上述情况可导致 IVC 超声不能准确预测容量反应性。此外，IVC 随呼吸变异度是基于心肺交互作用的容量反应性的动态预测因子，在非常低的潮气量和急性右心室功能障碍时，其预测容量反应性的作用失效。因此，IVC 超声不能单纯用于 V-V ECMO 容量评估，但在一定条件下联合其他指标共同评估仍有意义。在 V-A ECMO 患者中，由于部分血流经 IVC 至肺循环，因此 IVC 超声评估整体容量时缺乏有效性。

由于 IVC 超声图像的易获得性、可重复测量性及超声设备的日益精进，IVC 超声成为急诊室及 ICU 医生预测休克患者容量反应性的常用手段。然而临床上不恰当的应用可能得到不同的结论，在一些临床情况下，IVC 直径及其随呼吸变异度并不依赖容量状态，因此并不能准确预测容量反应性。从生理特性进行分类描述有以下几种影响因素。

（1）呼吸机的设置：包括高 PEEP 值、低潮气量。

（2）患者用力呼吸：辅助通气/无创机械通气及患者呼吸模式不稳定。

（3）肺过度膨胀：内源性高 PEEP 值，如哮喘或慢性阻塞性肺疾病加重。

（4）心脏静脉回流障碍：慢性右心功能障碍、三尖瓣反流、慢性肺心病、右心室心肌梗死及心脏压塞。

（5）腹内压增加：腹内高压及腹腔间隔室综合征。

（6）其他因素：局部机械因素如下腔静脉受压、血栓形成及静脉滤器植入等。

（二）SVC 随呼吸变异度

SVC 位于胸腔内，在完全机械通气时与 IVC 的直径改变是相反的。吸气时胸腔内压力大于右心房压力，因此 SVC 塌陷。SVC 吸气塌陷指数［（SVC $_{最大内径}$－SVC $_{最小内径}$）/SVC $_{最大内径}$］可用于容量反应性评估。SVC 不受腹内压变化的影响，但不能应用于自主呼吸、小潮气量或低肺顺应性的患者中。此外，SVC 须行经食管超声检查，因此临床上不常用。

二、心脏超声在 ECMO 容量反应性评估中采用的指标及方法

（一）主动脉根部速度时间积分变化率和主动脉根部峰流速变化率

经胸超声心动图脉冲多普勒技术可以测量左心室流出道的速度时间积分（velocity time integral，VTI），VTI 乘以左心室流出道面积即每搏输出量（stroke volume，SV）。假定在一个呼吸和心动周期中左心室流出道面积不变，VTI 的变化及主动脉血流速度的变化可反映 SV 的变化。通常在心尖五腔心切面下测量一个心动周期中最小和最大的 VTI 或主动脉血流峰流速。VTI 变化率（ΔVTI）或峰流速变化率（ΔV$_{peak}$）的计算公式为 ΔVTI=（VTI $_{最大}$－VTI $_{最小}$）/［（VTI $_{最大}$ + VTI $_{最小}$）× 0.5］ × 100%，ΔV$_{peak}$=（峰流速$_{最大}$－峰流速$_{最小}$）/［（峰流速$_{最大}$ + 峰流速$_{最小}$）× 0.5］ × 100%。ΔVTI 预测容量反应性的阈值为 12%，敏感度为 100%，特异度为 89%；ΔV$_{peak}$ > 12% 时可能提示具有容量反应性。

左心室流出血流变异度具有以下缺点：①只适用于无自主呼吸的机械通气患者，且必须为窦性心律；②潮气量 > 8 mL/kg；③腹内压正常；④胸腔应该是完整的，开放的胸腔关于流量变量得出的任何结论都是无效的。

在 V-A ECMO 患者中，VTI 或峰流速呼吸变化率对于全身容量评估意义不大，但是可以证实在 ECMO 期间存在左心室射血。而对于 V-V ECMO 来说，VTI 或峰流速通过其随呼吸变异度来评估容量反应

性，但须注意，二者是基于心肺交互作用的容量反应性的动态预测因子，易受极低潮气量和急性右心室功能障碍影响而失效。

（二）呼气末阻断试验（end-expiratory occlusion test，EEO）

EEO 是指在机械通气呼气末呼吸暂停 15 s，可观察到呼气末静脉回流和心排血量的增加，最后 5 s 心排血量（cardiac output，CO）增加 5% 可以预测 500 mL 液体的反应性。EEO 中应用心脏超声探头测量心排血量及 VTI 变化率用于预测存在容量反应性的阈值为 5%。其发生基于以下原理：在呼气末正压水平情况下，呼气末停止呼气时静脉回流的循环障碍中断，右心前负荷增加；如果 EEO 足够长（至少 15 s），右心前负荷的增加会通过肺循环从而增加左心前负荷。SV 和心排血量相应地增加可表明两个心室对前负荷的变化具有反应性。

EEO 的应用不受心律失常及自主呼吸影响。其主要不能应用于以下几类患者：①无气管插管的患者；②自主呼吸明显的患者；③无法耐受 15 s 屏气的患者。

（三）被动抬腿试验（passive leg raising，PLR）

许多研究表明，患者从半卧位到卧位并且下肢抬高 45° 的过程中可动员约 300 mL 的血液回流至心脏从而增加心脏前负荷，相当于自体模拟的快速补液试验，因此可用于预测容量反应性。目前关于 PLR 的可靠性已明确。其方法为：患者从床头 45° 半卧位记录基线测量值，然后降低床头到下肢抬高 45° 的体位，持续 2 min。在开始前和开始后 1 min 测量 SV 和简单 VTI，如果升高超过 10%，表明有容量反应性。有研究表明，在保留自主呼吸的感染性休克患者中，PLR 试验后 VTI 增加 > 12.5% 预测扩容后心排血量增加 > 15% 的敏感度为 77%，特异度为 100%。Maizel 等研究表明，在循环衰竭并有自主呼吸的患者中，PLR 后 SV 增加 12% 预测容量反应性的敏感度为 69%，特异度为 89%。在血流动力学监测中，PLR 具有可逆性、可重复性、操作简单及不需要额外增加容量等优点，且不受自主呼吸和心律失常等因素的影响。抬腿疼痛、小腿截肢、严重外周血管疾病及颅内压升高是 PLR 的禁忌证。此外，为防止创伤加重，大多数研究将急性失血及下肢骨折导致截肢的患者排除在外。

应注意的是，PLR 开始前应清理呼吸道以降低体位改变时误吸的风险；PLR 应以半卧位开始；体位的调节首选使用调节床位角度，因为手动抬高患者的下肢可能会增加交感神经紧张性，导致读数错误；为避免刺激肾上腺素的释放，疼痛、咳嗽、觉醒状态等应避免，心室率的增加应小于 10%。

近些年的研究表明，基于心肺相互作用的容量反应性的动态预测因子易受极低潮气量和急性右心室功能障碍（常见于 V-V ECMO 患者）的影响而失效，而 PLR 并不依赖胸膜压力的变化，且已被证明在 V-V ECMO 中是有用的，因此 PLR 可能是一种具有广阔前景的评价容量反应性的方法，但仍须进一步大规模临床研究去证实。

（四）容量负荷试验

容量负荷试验是一种评价容量反应性的诊断性方法，并非治疗手段。因此当患者已明确诊断为低血容量并进行快速补液治疗时，则不能称之为容量负荷试验。容量负荷试验的"金标准"为快速输注 500 mL 生理盐水后，心排血量或 SV 增加≥10%~15%。心排血量的测量应该在液体负荷前后立即进行，测量的最佳时机是呼气末或平均几个连续的心动周期。

这种传统的容量负荷试验方法的不足之处在于，一方面需要直接测量心排血量；另一方面不可逆增加了液体，如果重复本试验则本质上需要液体过负荷。为解决后一个问题，近年提出了"迷你"容量负荷试验（mini-fluid challenge，MFC），即 1 min 内快速静脉推注 100 mL 液体并比较推注前后经心脏超声测量下血流动力学参数的变化，其临界值为 ΔVTI≥6%。MFC 能应用更少的液体更快地判断机体对容量负荷的反应。在其他方法不能使用时，临床医生可在密切关注灌注的情况下给予少量液体观察患者组织灌注情况是否得到改善。需要关注液体输注时间，输注时间越长，容量反应性阳性的比例越低。MFC 的主要局限性在于，它仅引起心排血量的微小变化，因此需要依赖精确的测量心排血量的技术。在这方面，超声可能不是最合适的工具。需要注意的是，液体负荷后心排血量的增长可能是短暂的，因此对循环衰竭患者的容量状态和容量反应性的反复评估是必要的。

三、肺部超声在 ECMO 容量反应性评估中采用的方法

个体化容量管理需要评估容量反应性及耐受性。在健康成人中，晶体自由分布到组织间隙这一过程需 25~30 min 即可完成。而在感染性休克患者中，白蛋白的毛细血管渗漏较健康成人增加了 300%，即使应用胶体也会导致输注的液体迅速重新分布到组织间隙中。因此，即使患者可能有容量反应性，但输注的液体也会迅速分布到组织间隙中，最终导致如肺水肿、肾损伤和腹腔间隔室综合征等并发症的发生。肺水肿是危重患者最常见的并发症之一。其病理生理学特点是由于静水压增加和（或）肺损伤导致的血管外肺水（extravascular lung water, EVLW）增加。目前研究显示，评估 EVLW 可用于指导容量管理。

与经肺热稀释法及胸部 X 片评估 EVLW 相比，肺部超声评估 EVLW 是无创且无辐射的，而且易于学习掌握，因此已被许多 ICU 广泛采用。

目前关于 B 线直接指导容量管理有效性的研究很少，但很多研究都表明，肺部超声在监测肺水肿中有重要作用。B 线虽然不是 EVLW 的替代标志物，但它的动态变化和 EVLW 在临床上是相关的。当超声检测肺部 B 线的分布符合肺水肿的标准时，限制给予液体是合理的。肺部超声检查肺水肿定义为同侧阳性象限≥2（以八分区方案为准，B 线≥3 条定义为阳性象限）。

然而 B 线并非 EVLW 的特有表现，其在心源性肺水肿和非心源性肺水肿的肺超声图像中均可出现，进一步的鉴别须结合胸膜线外观及

肺超声的其他征象（详见第九章肺部 B 线鉴别）。近期研究认为，M 模式可用来区分心源性和非心源性肺泡间质综合征。胸膜线不规则、肺滑动减少或缺失、肺实变和肺搏动征都是区分 ARDS 和心源性肺水肿的重要征象。

经胸肺超声液体耐受性评估为患者容量管理的重要步骤。肺部超声联合重症超声心动图可提供液体"耐受性"或"不耐受性"的很多信息。对重症监护医生而言，经胸肺超声正在成为一种监测难以管理的液体或者肺液不耐受性的有用且非侵入性的工具。

V–V ECMO 常用于多种原因引起的严重呼吸衰竭或 ARDS 患者，其肺在 ECMO 上机前已存在严重的病理性损伤，导致肺间质及肺泡渗出增多，因此超声检测到弥漫性 B 线可能是心源性和非心源性肺水肿共同作用的结果。在通过 B 线评估容量负荷时，除结合患者临床表现外，还须结合其他肺部超声征象及 VTI、腔静脉超声等其他容量评估方法。肺部超声应用于 V–A ECMO 患者时，B 线同样可能是心源性肺水肿及肺自身损伤导致的渗出增多共同作用的结果，因此不能单一地依靠肺部超声 B 线评估容量反应性。此外，值得注意的是，ECMO 管路回流端的高流量可能致使后负荷增加并出现主动脉瓣开放不全、左心室扩张，这也可能导致高压力性肺水肿。

总之，肺部超声是测定 EVLW 过量的好工具。当发现肺水肿时，限制补液似乎是显而易见的，但是仍然需要进行关于肺部超声指导容量管理的大型研究。

综上所述，容量复苏中现有的超声评估容量方法的应用大多有一定的限制条件，如大潮气量的机械通气支持导致可供存在自主呼吸患者超声下容量评估的方法非常少。PLR 似乎是限制条件最少且微创的心排血量监测方法，可以适用于绝大多数危重症患者。

心脏超声是用来快速评估休克患者的循环状态的理想的影像学手段，不仅可用于评估患者是否有容量反应性，也可以评估容量复苏对心脏的影响。此外，经胸肺超声可以监测难以管理的液体，如肺液的

"不耐受"，从而有助于指导这些患者的血流动力学管理。肺部超声对EVLW 的评估正在使容量管理逐步从一刀切转为更个体化。因此在实际超声 ECMO 评估中，心脏容量评估和肺部超声肺水肿的评估相结合非常重要。ECMO 患者由于体外循环管路的存在，临床医生在评估容量反应性时应意识到可用方法的缺陷和局限性。

（季莹莹）

第十二章
ECMO 期间药物应用

一、ECMO 对药代动力学的影响

危重症患者的病理生理机制复杂，大多伴有全身炎症反应、血液稀释、血液浓缩、出血和输血等，会一定程度影响药物的代谢改变。在病情普遍危重、复杂的 ECMO 患者身上，由于 ECMO 管路（氧合器膜、循环回路）对药物的螯合，会增加药物的表观分布容积（apparent volume of distribution，V_d），降低清除率；ECMO 是密闭性管路系统，其管路多为肝素涂层材质，没有相对静止的血液，维持时间 1~2 周，长者可能会超过 100 d，而传统体外循环一般不超过 8 h。这些都会对药物的药代动力学及药效学产生影响（图 12-1）。目前已证明，脂溶性高、蛋白结合力高的药物受影响比较明显。

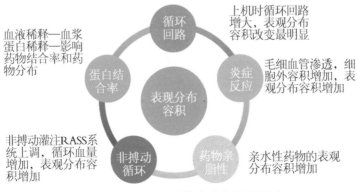

图 12-1　ECMO 对药代动力学的影响

ECMO 期间，由于机体血容量和分布容积的增加，为了维持特定有效的血药浓度，需要增加药物剂量。

ECMO 循环管路和膜肺对药物的吸附作用会影响血浆药物浓度及药物生物利用度。药物脂溶性越高，吸附作用越强。

药物进入循环后，很快与血浆蛋白结合。ECMO 期间由于血浆白蛋白下降、药物的相互作用等，使药物和蛋白的结合率下降，游离型药物比例相应增加。

大多数药物经过机体肝肾代谢。而 ECMO 患者的肝肾功能大多存在不同程度的损害，随着 ECMO 时间延长，肝肾代谢负荷加重。

建议 ECMO 期间选择经机体静脉系统给药，特别是受 ECMO 循环管路吸附、隔离影响大的药物。

二、ECMO 期间常用药物

（一）抗生素

重症患者常伴有多器官、组织的感染，抗生素是重症医学科最常用的药物之一，ECMO 患者救治的成功一定程度上要依赖于抗生素的成功使用。ECMO 治疗时抗生素药代动力学影响因素较多，相关研究较少，ECMO 治疗期间抗生素的具体调整方案尚无定论。

1. 头孢菌素类　头孢噻肟在 ECMO 期间清除率变化不明显，但表观分布容积增大，该药适合应用于新生儿 ECMO。

2. β内酰胺类/β内酰胺酶抑制剂　哌拉西林他唑巴坦在 ECMO 成人患者中的表观分布容积为 0.33 L/kg，半衰期为 2 h，清除率为 156 mL/min，与非 ECMO 患者相近。

3. 碳青霉烯类　美罗培南受 ECMO 管路螯合作用明显，按照 1 g、每 8 h 一次的给药方案虽能达到目标血药浓度（> 2 mg/L），但若须达到更高的血药浓度（> 8 mg/L）或患者肌酐清除率较低的情况下，要考虑增加药物剂量。

4. 万古霉素　万古霉素较稳定，受管路螯合作用影响小，ECMO

对成人万古霉素药代动力学的影响并不显著。研究显示，万古霉素 ECMO 组的表观分布容积和清除率与非 ECMO 组相近；但同时发现，常规剂量万古霉素治疗 3 d，仍有 95% 的患者未达到目标浓度，提示可能需要适当增加万古霉素负荷剂量。建议给予负荷剂量（20~30 mg/kg）万古霉素，治疗中进行药物浓度监测以指导剂量调整。

5. 阿奇霉素　ECMO 患者阿奇霉素的峰浓度、谷浓度、药时曲线下面积（AUC）和清除率与非 ECMO 患者相近，但 ECMO 患者的表观分布容积反而比非 ECMO 患者低，原因尚不明确。

6. 阿米卡星　ECMO 患者阿米卡星的峰浓度、谷浓度与非 ECMO 患者无明显差异，常规 25 mg/kg 负荷剂量给药有 25% 的 ECMO 患者峰浓度未达标，提示 ECMO 患者可能需要增大阿米卡星剂量。建议对于接受 ECMO 治疗的患者，阿米卡星的负荷剂量应增大到 30~35 mg/kg。

7. 替考拉宁　对于严重感染患者，替考拉宁标准给药方案仅能使 3.16% 的 ECMO 患者达到有效血药浓度，推荐将负荷剂量增加至 1 000 mg，维持剂量增加至 800 mg，注意复查肝肾功能。

8. 氟喹诺酮类　环丙沙星在 ECMO 循环通路中螯合较少，考虑喹诺酮类药属浓度依赖性药物，推测 ECMO 对环丙沙星疗效影响较小。与环丙沙星比较，左氧氟沙星和莫西沙星蛋白结合率相近，但脂溶性更小，推测 ECMO 对其影响可能更小。

9. 替加环素　ECMO 对替加环素药代动力学无显著影响，可能原因是替加环素组织分布广，表观分布容积特别大，ECMO 稀释对其表观分布容积的变化影响较小。

10. 庆大霉素　ECMO 治疗期间庆大霉素的药代动力学研究对象多为新生儿，ECMO 治疗可使庆大霉素的表观分布容积增大，清除率下降，消除半衰期延长。然而新生儿体液所占比例较大，脂肪组织所占比例较低，故亲水性药物表观分布容积较大，而亲脂性药物表观分布容积较小，与成人相反。庆大霉素为亲水性药物，ECMO 对成人体内庆大霉素表观分布容积的影响应更为显著，需要更多的成年 ECMO

患者体内的药代动力学研究以指导庆大霉素的剂量调整。

11. 利奈唑胺　当最低抑菌浓度 > 1 mg/L 时，常规剂量利奈唑胺（600 mg、每日 2 次）难以达到目标药效学靶值。因此推荐延长利奈唑胺的输注时间或增大剂量以增大 AUC。有学者建议，在 ECMO 治疗期间调整利奈唑胺给药方案为 600 mg、每日 3 次，但增大剂量时可能发生潜在的药物不良反应（如重度血小板减少症），不能忽视。

（二）抗真菌药物

1. 伏立康唑　伏立康唑脂溶性大，易被 ECMO 循环回路所吸附。研究表明，即使伏立康唑剂量提高到 8 mg/kg（400 mg、每日 2 次），其在 ECMO 患者中的血药浓度也很低（0.5 mg/L），但是剂量增加 2 d后，监测伏立康唑谷浓度 > 10 mg/L，峰浓度大约为 15 mg/L，平均谷浓度与峰浓度均增加 60%，并且超过了伏立康唑的治疗窗，推测可能与 ECMO 回路中药物结合位点饱和或伏立康唑半衰期延长有关。伏立康唑的谷浓度与其临床疗效显著相关，其治疗窗为 1.5 ~ 5.5 mg/L，ECMO 回路对其吸附导致剂量不足或剂量调整过高导致药物蓄积引发肝毒性都将严重影响疗效，应进行血药浓度监测以保证疗效，减少不良反应。

2. 氟康唑　ECMO 治疗期间氟康唑表观分布容积会增大，清除率不变，建议适当提高氟康唑负荷剂量，预防性、治疗性使用负荷剂量应分别达到 12 mg/kg 和 35 mg/kg。

3. 卡泊芬净　卡泊芬净水溶性高，不易被 ECMO 管路吸附清除，在 ECMO 治疗期间，卡泊芬净能达到充分的峰/谷浓度水平，药物浓度水平与通常情况下的药代动力学参数相一致。

4. 两性霉素　两性霉素 B 及两性霉素 B 脂质体应用常规剂量可以达到治疗浓度。

（三）抗病毒药物

ECMO 对奥司他韦药代动力学无影响，肾功能正常同时消化系统功能正常的 ECMO 患者，应用常规剂量奥司他韦即可达到有效血药浓度，但对于肾衰竭同时接受 ECMO 及连续性静-静脉血液透析滤过（CVVHDF）治疗的患者，奥司他韦在血浆中可出现蓄积。

（四）镇静镇痛药物

镇静镇痛是 ICU 治疗的基石，ECMO 患者需要经历 ECMO 安装、维持和撤出，以及调整心肺功能和内环境的抢救过程，对于 EC-MO 患者来说，这些都是刺激源，会直接影响患者的身体和心理感受。因此，镇静镇痛对其起着尤为重要的作用。不同时期镇静镇痛的深度和药物选择均不相同，可以根据药物的特点及疾病不同的阶段，选择合适的镇静镇痛药物配伍。ECMO 患者常用的镇痛及镇静类药物包括阿片类药物（如吗啡、芬太尼、瑞芬太尼）及苯二氮䓬类药物（如咪达唑仑），这两类药物脂溶性高，受 ECMO 管路螯合作用明显，欲达到有效的镇静镇痛作用，需要增加药物剂量（包括初始剂量及每日总量）。

1. 常用镇痛镇静药物

（1）芬太尼：芬太尼受 ECMO 管路螯合作用明显，用药后至少 3 h 才会达到相对稳态。临床应用时，不易达到最佳镇痛效果，反而增加药物不良反应。芬太尼对心血管影响较小，但易被硅胶膜氧合器吸附。

（2）吗啡：吗啡相对于芬太尼脂溶性低，药代动力学受 ECMO 影响相对较小，易达到稳态，药物剂量较非 ECMO 患者增加不显著。吗啡可以导致组胺释放，引起血管舒张，血压下降。

（3）咪达唑仑：咪达唑仑脂溶性高，ECMO 患者每日所需总剂量较非 ECMO 患者需要增加 10% 左右，若达到最佳镇静状态，需要 3 d 左右。咪达唑仑对心血管影响小，可以被 PVC 管路和氧合器吸附。

（4）丙泊酚：丙泊酚具有高亲脂性，并有高的蛋白结合率，可以被 ECMO 循环回路较多地吸附，临床应用时其所需剂量要显著高于非 ECMO 患者。丙泊酚可在 ECMO 撤机后，在阿片类及苯二氮䓬类药物递减过程中使用，以预防这两类药物引起的戒断作用。丙泊酚由于脂溶性高，可能降低中空纤维氧合器的使用寿命。

（5）右美托咪定：右美托咪定同样受 ECMO 管路影响，初始剂量及维持剂量均高于非 ECMO 患者，但由于其对患者氧合和循环影响相对较小，增加剂量也相对安全。右美托咪定兼具镇静、镇痛作用，主要被 PVC 管路吸附。

在充分镇静镇痛基础上，可适当使用肌肉松弛剂。

2.ECMO 不同阶段镇静镇痛方案

（1）ECMO 建立阶段：患者呼吸或循环衰竭需要 ECMO 支持的时候大多已建立人工气道或应用大剂量血管活性药物，建立 ECMO 时，镇静需要达到一定深度。患者呼吸、循环均不稳定，避免一次性给药速度过快，剂量过大可能加重心、脑、肾等器官功能损害。心脏手术术中行 ECMO 时，患者本身处于麻醉状态，通常不须另行镇静。

（2）ECMO 维持阶段：治疗早期深度镇静，在病情缓解、呼吸循环稳定基础上，可以考虑由深度镇静逐渐过渡至清醒 ECMO 治疗。肺移植：倾向推荐清醒 ECMO，可避免镇静导致的血流动力学不稳定、长期插管并发症、菌群移位、静脉血栓及肌肉萎缩等，成为连接终末期肺病和肺移植的纽带。心脏移植：患者病情重，循环不稳定，通常需要大剂量血管药物支持，目前临床患者保持清醒实施 ECMO 者仍较少。虽有研究发现心源性休克后 ECMO 患者清醒状态实施与维持可避免与机械通气、镇静、固定等相关的并发症，但其优缺点仍须大规模考证。

（3）ECMO 撤离阶段：大多病情趋于稳定，对持续且深度镇静的患者可直接拔管，对清醒患者拔除 ECMO 为有创操作，给予适当镇痛镇静。

ECMO 不同阶段镇静镇痛方案如图 12-2 所示。

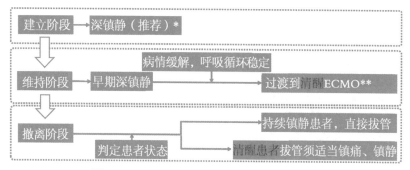

图 12-2　ECMO 不同阶段镇静镇痛方案

*：深镇静有利于 ECMO 建立实施；须注意呼吸循环，避免一次性给药速度过快，镇静药物剂量过大，可能加重心、脑、肾等脏器功能损害。

**：肺移植倾向推荐清醒 ECMO；心脏移植目前实施清醒 ECMO 较少，其优缺点仍须考证。

（五）其他药物

其他药物在 ECMO 治疗中的药代动力学资料少见。有研究提示，在新生儿的 ECMO 治疗中，茶碱的表观分布容积增大，清除率显著下降；呋塞米在 ECMO 循环回路中有明显的丢失，临床可能需要超大剂量给药；ECMO 治疗还能造成重要的微量元素、维生素、营养支持药物及激素的丢失。

ECMO 是重要的体外生命支持形式，对危重患者药物的表观分布容积和清除率均产生影响，可能增加药物的副作用，降低治疗的成功率。ECMO 是一项不断完善的技术，是危重患者救治成功的关键，将来需要更多的研究来明确 ECMO 对药代动力学的影响。

（潘鹏宇　祁　景）

第十三章
ECMO 的监测和护理

ECMO 是危重症救治的一项重要技术，要求医护人员深入理解 ECMO 原理及生理基础，熟悉 ECMO 系统工作状态及管路连接，掌握 ECMO 在临床护理中要点，能够及时有效地识别 ECMO 期间常见问题并及时处理。

一、离心泵的监测

在 ECMO 系统中，离心泵把患者静脉系统内的血液引出，然后将血液泵入氧合器并最终输回患者体内。离心泵的监测包括每天检查离心泵的转速和血流量，确定有无异响、显示是否正常、报警装置是否工作正常、流量高低限设定是否合理等情况。下表列出了不同 ECMO 设备离心泵的参数（表 13-1）。

表 13-1　不同 ECMO 设备离心泵参数

参数	美敦力 ECMO	马奎 ECMO	索林 ECMO	米道斯 ECMO
离心泵转速/(r/min)	0~4 500	0~5 000	0~3 500	500~10 000
流量/(L/min)	−9.99~9.99	−10~10	−10~10	0~8
气泡监测	有	有	有	有
压力监测	有	有	有	有
搏动灌注血流	无	无	无	有
温度监测	有	有	有	有
手动离心泵	有	有	有	有

二、氧合器的监测

氧合器的基本功能就是提供人体所需的氧气，排出血液内的二氧化碳，这可以通过持续的氧饱和度监测及定时的血气测定准确判定。中空纤维氧合器每天需要观察排气孔有无水滴，确保通气通畅，每天行高气流量吹出中空纤维内的水珠；长时间（72 h）应用后需要注意有无血栓形成和血浆渗出的发生。一旦发现氧合器发生血浆渗漏，大量血浆气泡从氧合器出口吹出时，需要尽快更换新的氧合器。因此建议应用可长时间使用的中空纤维氧合器及患者所需要的最佳离心泵转速和流量。

三、压力监测

ECMO 系统管路中不同部位的压力是有差异的。离心泵入口端（静脉端）通常为负压，负压过大提示静脉回流受影响，多见于静脉充盈不足或静脉插管位置不当。离心泵后的高压区在氧合器前后也会有差别，通过氧合器出入口的压差来判断氧合器血液通过的阻力，该阻力的大小不仅与氧合器设计有关，而且与离心泵流量的大小和氧合器内血栓形成相关。每天定时测定氧合器出入口的压力，了解跨氧合器压差，有助于氧合器内隐性血栓形成的判定。

负压监测器可以监测静脉引流是否足够，静脉负压通常不超过-100~-200 mmHg，负压过高容易发生以下几种情况。

（1）出现"空泡释气"现象，导致 ECMO 管路血液中形成气泡和血液成分破坏。避免此类情况的发生要做到 ECMO 静脉端引流通畅、离心泵转速合理。

（2）右心房或腔静脉引流端的组织被吸入 ECMO 静脉插管内，导致心脏或血管内皮损伤。

（3）增加空气进入 ECMO 系统的风险，容易发生空气栓塞。

正压监测器可进行进、出氧合器的压力与压力差这三种正压监测，通过其可得知患者血量及血压高低、动脉插管是否受阻、膜肺中是否有血块、循环管路是否有血块。例如，膜肺进、出口压力上升，可能患者动脉管扭折或高血压及高血容量；膜肺进、出口压力下降，可能泵松紧度过松或低血容量；膜肺进、出口压力差上升，最有可能是膜肺中有血块形成，通常正压不超过 400 mmHg。

四、游离血红蛋白监测

长期使用 ECMO 会对患者血液成分产生影响，严重者会导致溶血发生，持续使用游离血红蛋白监测器可以了解患者的溶血程度，以此作为更换氧合器的指标之一。

五、血氧饱和度监测

要监测 ECMO 对患者的心肺支持是否有效，须定期对动脉血和静脉血进行血气分析。ECMO 系统能在静脉端和动脉端持续监测血液酸碱值（pH 值）、血氧饱和度（SO_2）、氧分压（PO_2）和二氧化碳分压（PCO_2），这些数据可为临床提供治疗依据。大多数心脏中心监测静脉血的氧饱和度（SvO_2）。ECMO 系统中动脉端氧分压（PaO_2）、氧饱和度（SaO_2）和二氧化碳分压（$PaCO_2$）直接代表氧合器的功能，间接反映患者心肺功能。静脉端氧饱和度（SvO_2），直接反映了氧输送的有效性、患者氧消耗状况与患者肺功能，目标是 SvO_2 70%~75%。氧合器功能降低、气流断续、患者代谢需求增加或使用 V-V ECMO 的患者需要吸痰的早期征象，都可以反映在监视器显示的参数中。

六、持续动态血气监测

为了实时观测 ECMO 期间机体内环境及 ECMO 系统氧合、通气功能的变化情况，许多心脏中心将持续动态血气监测引入了 ECMO 常规管理，以便更好地把握患者病情的细微变化，实时指导 ECMO 管理过程中的操作，不断提高 ECMO 管理质量。

七、变温水箱的管理

ECMO 的变温水箱能将血液加热至略高于体温，上限约为 42 ℃，以避免溶血和气泡形成。许多变温水箱有微处理器控制的温度传感器和调节装置。控制器可设定所需的血液温度，通常 ECMO 的变温水箱温度设定在 36~37 ℃。

虽然诸多因素可影响变温水箱的变温效能，但影响降、复温速度较为重要的是通过热交换器达到最大效率的水流量。因此，为了能迅速达到满意的温度，不仅要有一个效能良好的变温器，而且还要有一个能提供足够水流量的变温水箱。一般热交换器达到最大效率的满意水流量为 15~20 L/min。血液温度监测器可以监测进入患者体内前的血液温度而得知变温器效能。

八、空气气栓的监测和预防

尽管 ECMO 管路在安装前做了仔细预充，避免气体的存在，然而大气泡的发生和快速进入患者体内的可能性依然存在。虽然这种气栓并发症在 ECMO 运行中比较少见，但却是致命性的。这种气栓的来源有以下几类。

（1）如果血液中 PO_2 过高，氧气就很容易从血液中析出。当膜后血液氧分压过高、合并外周低阻力状态或 ECMO 撤离前的低流量期间，敲击氧合器外壁，可以在氧合器顶部产生气泡。

（2）静脉插管缝合口不严密或侧孔外露将直接导致气体进入静脉通路。另外，静脉通路端接头或三通松脱、不严，在 ECMO 运转期间可导致气体的大量涌入，产生严重后果。

（3）未检查到的管道破裂或未连接的管道，不仅会导致大量气体进入管路，同时也会导致血液的渗漏。

（4）气栓的形成可能发生在氧合器膜表面的细小裂隙（通常是发生血液渗漏的主要原因），在气体相压力超过血液相时，会导致突然大量的气体进入血液通路。

这种气栓可以通过气泡捕捉器避免和消除,氧合器出口端的气泡探测装置是在血液进入患者之前的安全装置,它可以与 ECMO 离心泵联动,一旦有气泡流过将立刻停泵,从而确保不发生气体进入人体所带来的严重后果。

九、ECMO 患者的护理

(一)ECMO 并发症的观察与护理

ECMO 最常见且最严重的并发症是出血,发生率达 30% 左右。ECMO 应用时全身肝素化,在离心泵转流过程中凝血因子破坏、血小板计数减少、凝血功能下降、纤溶亢进,都使机体凝血机制破坏,是导致出血的主要原因。其他常见原因包括外科性出血、肝素用量过大等。ECMO 治疗时需严密监测皮肤及动、静脉穿刺周围有无血肿、皮下瘀斑等出血迹象。定时监测凝血功能,避免抗凝不足造成的血栓和抗凝过度引起的出血,减少皮肤血管穿刺次数,置管处可用沙袋加压包扎,加强穿刺处皮肤护理。

(二)ECMO 肢体观察和护理

护士每班注意观察患者四肢末梢的颜色和皮温,观察有无缺血、僵硬、皮肤发白等异常情况,同时动态监测腿围的变化;床旁护士应间断给予患者肢体活动,高度重视肺栓塞的可能并及时处理。

(三)ECMO 患者体温观察及控制

患者血液经 ECMO 体外循环,体温丢失。体温高则氧代谢和消耗增加等,体温低则患者寒战、凝血功能紊乱、血流动力学不稳定;ECMO 变温水箱可控制温度为 36~37 ℃,监测血液温度。

(四)气道护理

ECMO 治疗期间采用肺保护性通气策略,ECMO 转流期间采用低压低频的机械辅助通气方式，使肺得到充分的休息。呼吸机参数调整为：氧浓度 40%～60%，维持潮气量 300~500 mL，PEEP 8~10 cmH$_2$O，呼吸频率 12~16 次/min。复查床旁 X 线，了解肺部情况，行纤维支气管镜灌洗吸痰同时留取痰标本进行药敏试验，有针对性地进行抗感染治疗。重视机械振动排痰，同时给予人工辅助拍背促进痰液排出，能够明显改善患者肺不张的情况。

（五）出入水量、肾功能监护

ECMO 支持过程中，尿量能够较好地反映肾脏的灌注，进而反映全身的容量状态。常规给予精密尿袋，记录每小时尿量，维持尿量 > 1 mL/(kg·h)，若患者连续 3 h 尿量 < 0.5 mL/(kg·h)，提示患者可能肾功能受损，应尽早进行干预，保护肾功能，必要时应用连续血液净化技术，防止肾功能的进一步恶化。

（六）患者的心理护理

为了避免 ECMO 治疗无故中断带来不必要的损失，保证治疗顺利进行，避免患者烦躁造成 ECMO 管路滑脱的风险，ECMO 治疗期间常规给予镇痛镇静。

（李付华　朱世磊）

第十四章
ECMO 安全转运

随着经验的积累和技术的发展，ECMO 作为一种体外生命支持的手段，在危重症救治领域的应用越来越广，过去由于病情危重、医疗条件受限不能转运的患者，现在应用 ECMO 提供呼吸循环支持可以使危重患者的生命体征趋于平稳，缓解病情，使得 ECMO 成为将危重患者从较远的医疗单位转运到上级医院救治的有效手段。ECMO 可以最大限度地降低危重症患者途中转运的风险，使危重患者获得进一步救治的机会，降低致残率和病死率。

第一节　院内 ECMO 转运

一、转运目的

ECMO 患者院内转运主要是常规诊断和治疗的需要，可能涉及多个科室，主要包括病房、急诊、ICU、CCU（冠心病监护治疗病房）、介入手术室等之间的转运（图 14-1），对于长时间应用 ECMO 的患者，为评价其效果，寻找可能存在的隐患，需要进行 CT 监测、血管造影等检查和治疗的运送，明确或指导未来治疗方案（图 14-2）。

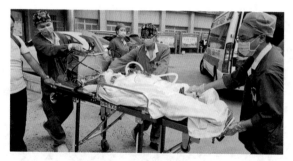

图 14-1　ECMO 院内转运

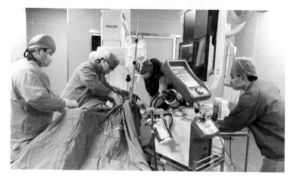

图 14-2　ECMO 辅助下血管造影

二、人员分工与职责

ECMO 急救团队（图 14-3）是危重症转运专业医护团队，涉及人员众多，院内转运时一般基本人员包括首诊医生、ICU 医生、EC-MO 护士、ICU 护士或者其他专科医生，以确保在转运中有意外情况出现时能够及时、准确地做出反应和给予适当处理：①ICU 医生 1 名，负责病情观察及呼吸机的操作；②ECMO 护士 2 名，其中一名负责病情观察，协助医生做好设备操作，另一名负责 ECMO 流量监测、操作和移动；③ICU 护士 1 名，负责生命体征的监测、用药、输液泵的调节、各种管路和抢救；④首诊医生 1 名，负责患者病情交接工作。

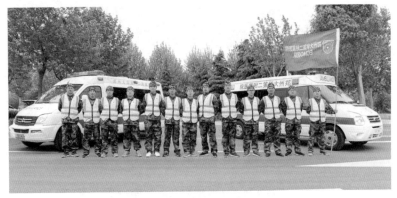

图 14-3 ECMO 急救团队

三、药品与设备准备

1. 药品 备好专用抢救药品，主要包括肾上腺素、胺碘酮、镇痛镇静药、肌肉松弛剂等抢救药物，以防转运途中患者出现心搏骤停、人工气道脱出及躁动等意外的发生。

2. 设备 呼吸机、监护仪、注射微量泵、ECMO 主机、紧急手摇泵、UPS、管道钳（4 把）、电动吸引器、人工呼吸气囊、10 L 氧气桶（2 个）等。

四、患者准备

充分清理气道；检查有创置管，如气管插管、ECMO 插管、中心静脉置管、气管切开、有创动脉置管等管路的深度、位置及固定情况，在搬动患者前后核实管道刻度位置。

五、实施转运

由总指挥规划转运路线，确认转运通道畅通、电梯处于等诊中，以及分配各个成员的工作和职责。主管医生整理病历、相关检查申请单，以及转运呼吸机的调节、试机。ECMO 成员准备好 ECMO 相关设备。一名护理人员准备转运车、氧气，检查注射泵蓄电情况，必要时携带除颤仪。另一名护理人员备齐主要用药，特别是血管活性药须提前更换；确认各种插管是否固定牢固，引流管是否需要夹闭，尽可能精简转运过程中用不到的各种管线。所有准备工作完毕后总指挥发出指令开始转运。到达目的地后，各成员迅速将设备的电、气源与交流电和中心供氧连接，关闭氧气罐。检查或操作完成后再次将患者安全转运回去。转运完成后应该做好完整记录，包括转运目的、转运时间的长短及转运过程中给予的各种处理。

第二节　院外 ECMO 转运

院外 ECMO 患者转运取决于 ECMO 团队转运能力和所提供的交通工具，并且要在患者病情允许的情况下方能进行。院外转运必须由具有转运条件和丰富转运经验的医疗团队进行，参与人员能够随叫随到，机动性强。

一、转运前准备

转运负责人与转诊医院医生沟通，了解患者病情及基本资料，如年龄、身高、体重、诊断、治疗过程、目前生命体征、用药情况、有无呼吸机支持及呼吸机详细参数，还包括患者血气分析、CT 检查、生化检查等结果，综合评估患者是否具备 ECMO 支持指征。如果符合 ECMO 支持指征，与家属沟通病情，针对安装 ECMO 的必要性、风险、预后及治疗费用等征求家属意见，如果家属同意，即刻通知 EC - MO 小组人员迅速到位，告知当地医生协助准备相关物品，如血液制品等。

（一）人员准备

ICU 医生 1 名，ICU 护士 1 名，ECMO 护士 2 名，司机（根据距离配备 1~2 名）。

（二）交通工具准备

根据转运距离选择合适的交通工具，如救护车、高铁、直升飞机等。专用的转运救护车空间要足够宽大，能容纳 ECMO 转运车、医务人员、患者家属及所有的设备和仪器，要有足够的电源、气源供设备使用。

（三）物品设备准备

根据了解到的患者病情，准备 ECMO 急救箱（图 14-4，表 14-1），包括无菌铺巾、无菌手套、手术衣、ECMO 血管穿刺包、ECMO 血管切开包、无菌导丝、肝素帽、无菌纱布和风险告知书等；ECMO 相关设备，包括紧急手摇泵，动、静脉插管，氧合器，离心泵泵头，呼吸机，监护仪，微量泵，除颤仪等设备，还要备足两桶氧气，供 ECMO 氧合器和呼吸机使用。准备完毕后，出发前再次检查，确认所有设备仪器运转正常，告知转诊医院开始出发。

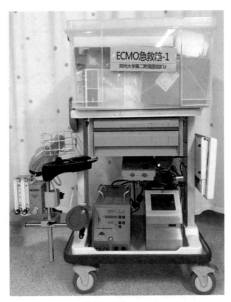

图 14-4　ECMO 急救箱

表 14-1 ECMO 急救箱物品清单

序号	物品名称	数量
1	一次性离心泵泵头（SORIN）	1 个
2	一次性离心泵泵头（MAQUET）	1 个
3	一次性离心泵泵头（Medtronic）	1 个
4	一次性 ECMO 管道预充包	1 个
5	一次性人工膜肺（氧合器）	1 个
6	动、静脉插管导丝 1.8 m	1 个
7	ECMO 敷料包	1 个
8	ECMO 血管穿刺包	1 个
9	ECMO 血管切开包	1 个
10	一次性手术衣	6 个
11	一次性透明敷贴（10 cm×12 cm）	4 个
12	一次性肝素帽	10 个
13	生理盐水（3 L）	1 袋
14	无菌纱布（小包）	20 包
15	一次性换药包	2 个
16	碘伏消毒液（500 mL）	1 瓶
17	备皮刀	2 个
18	弹力绷带	2 个
19	胶布	2 个
20	绷带	2 个
21	无菌剪刀（塑封，有效期 3 个月）	1 个
22	利多卡因注射液	5 支
23	7 号外科手套	5 个
24	7.5 号外科手套	5 个
25	8 号外科手套	5 个
26	针线包	2 个
27	生理盐水（500 mL，软装）	1 瓶
28	肝素注射液（2 mL/支）	5 支
29	无菌针头（大号）	4 个
30	5 mL 注射器	2 个

序号	物品名称	数量
31	10 mL 注射器	2个
32	50 mL 注射器	2个
33	一次性输血器	4个
34	ECMO 病例登记单	1份
35	ECMO 高值耗材单	1份
36	ECMO 风险告知书	1份
37	ECMO 建立评估单	1份
38	手术头灯	1个

(四) 患者准备

到达转诊医院后，再次评估患者病情，与家属详细沟通 ECMO 治疗的相关风险及预后，取得家属同意，签署知情同意书及转运风险告知书，建立深静脉通道、有创动脉压监测。当地医院医生负责患者的抢救、用药，并做好记录。ECMO 团队的医生根据病情需要做呼吸支持 V-V ECMO 或循环支持 V-A ECMO，建立 ECMO 血管通路，2名 ECMO 成员开始 ECMO 管路预充排气和安装，另一名护士在协助预充的同时负责 ECMO 耗材的传递，团队成员分工明确，严格无菌操作。

ECMO 建立后，在 30 min 内严密监测患者血流动力学、动脉血气分析、ACT 数值及呼吸参数，确保各项指标在正常范围之内。做好充分的转运准备：根据路程远近，以及不可预计的风险，备足所需液体和急救药品，特殊患者抢救药物提前备好。清理呼吸道，保持呼吸道通畅，检查固定所有置管，如 ECMO 置管、气管插管、有创动脉压置管、中心静脉置管、鼻胃管、尿管等，防止搬运时牵拉导致意外脱管。由当地医院医生协助将患者从病房（图 14-5A）转运至救护车上（图 14-5B）。检查呼吸道，保持呼吸道通畅，转运前通知目标医院病区准备床单位及物品接收患者。

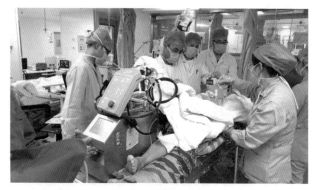

A. 病房

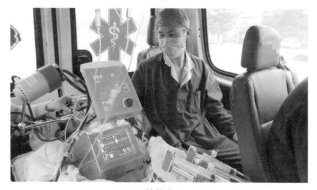

B. 救护车上

图 14-5　患者从病房转运至救护车上

二、转运过程中的监护

转运过程中救护车内空间局限，患者病情危重，需要监护和治疗的项目较多，为防止转运过程中患者躁动和车辆颠簸导致管路移位或脱出，须给予患者持续的镇痛镇静治疗及四肢保护性约束。转运团队成员分工明确，各司其职，坚守自己的岗位，才能保证患者的安全（图 14-6）。一切整理完毕，开始转运。通过电话与本科室值班人员充分沟通病情及到达医院时间、对接地点、对接人员和所需要的相关物品，到达医院前 10 min 再次电话沟通确认。

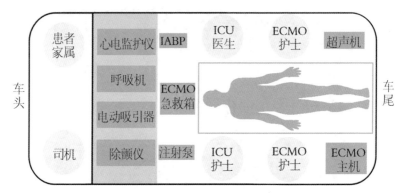

图 14-6　救护车上人员设备分布

（1）ICU 医生密切关注患者的病情，20～30 min 询问一次生命体征及 ECMO 设备的运转参数，面对患者突发状况及时做出判断和处理。

（2）ICU 护士负责患者的护理、生命体征的观察、输液用药、气道管理等。

（3）ECMO 护士其中 1 人负责观察 ECMO 设备运转是否良好，ECMO 流量参数是否正常，管路有无打折、抖动（液体容量？静脉插管贴壁？），静脉插管是否移位，氧合器颜色有无明显变化，管道内有无凝血块、气泡等，置管处有无渗血和血肿；对比双下肢皮肤温度、颜色及置管侧的足背动脉，若出现置管侧肢体皮肤温度下降、皮肤颜色变暗、有花斑，考虑血液回流障碍，告知总指挥，注意患者保暖，入院后报告医生立即处理（建立侧支循环，改善下肢血供）。

（4）ECMO 护士另外 1 人负责氧源、电源切换，密切监测患者呼吸、心率、血氧饱和度及有创动脉血压情况，观察瞳孔大小及反射（因 ECMO 建立后患者全身肝素化，容易出血）；在转运过程中关注血管活性药物注射泵泵入情况，防止因静脉通路打折或断开造成循环波动，根据血压情况遵医嘱调节血管活性药物泵入剂量。

（5）如遇突发状况，及时与患者家属沟通并给予心理安慰。

三、ECMO 转运后评估与交接

到达 ECMO 中心后，向值班人员详细交接患者病情，如诊断、治疗经过、营养状况、皮肤情况、各种管路置入情况等；ECMO 模式及参数；静脉用药及血管活性药物的浓度及用量；转运过程中出现的特殊情况及处理。交接完毕双方签字。

ECMO 患者转运是一个专业化、精细化，需要多学科人员配合的复杂过程，需要较强的专业技术力量、完美的团队协作、缜密的细节把控、敏捷的应变能力。ECMO 的建立、转运前的评估、转运过程中生命体征的监测、ECMO 系统的参数及并发症的观察与处理和转运后的交接，是 ECMO 患者成功转运的重点。做好这些才能提高转运成功率，给予患者更大的生还机会，给予患者家属更大的信心，对于转运人员来说是机遇，也是挑战。

（赵向珂）

第十五章
ECMO 患者相关并发症防控

据 ELSO 报道，接受 ECMO 支持时，超过 2/3 的患者可出现各类并发症；通常这些并发症相伴出现；不出现并发症的 ECMO 患者生存率高达 94%。因此，ECMO 并发症的预防、及时诊断和处理是 ECMO 成功的关键。ECMO 过程中患者相关并发症主要包括下述几个方面。

一、出血

出血不仅是 ECMO 支持过程中最常见的并发症之一，也是对 ECMO 患者最具威胁和最难处理的并发症之一。临床可表现为血液通过置管处切口渗出至体表或流至体腔，还可间接表现为血红蛋白浓度的进行性降低、静脉引流量下降、中心静脉压降低、脉压降低和心率增快等。出血最常发生的部位为插管位置；如果患者为外科手术后，出血也可以出现在手术切口部位；此外，由于全身性凝血功能障碍和重症患者合并应激反应，出血还可以发生在颅内、胃肠道、尿道、气管内等部位。

（一）原因

1. 局部止血困难　主要表现为 ECMO 血管插管处和外科手术后手术野的止血困难。新生儿颈部插管局部常存在中度的渗血（>10 mL/h）；无论是动脉插管还是静脉插管，均可因局部固定不当或插管时周围组织止血不彻底而导致局部渗血。心脏外科手术后需要 ECMO 支持的患者通常已经历了长时间体外循环，由于凝血因子的损耗和心脏手术后不能使用鱼精蛋白完全中和肝素，加上心脏切口、胸骨和组织创面，患者常表现为 ECMO 过程中胸腔内出血。非颈部切口的严重出血可能有很大的危险性，须尽可能确定出血部位。血红蛋白下降、心率增快、低血压或 V-A ECMO 中 PaO_2 上升是急性出血的征象。颅内、胃肠道、胸腔内、腹腔和后腹膜腔出血都可以在 ECMO 患者中发现，突然的病情变化如抽搐、瞳孔散大、脉压小（心脏压塞）、腹部膨隆、血便或胃管引流物为血性时，需要立即行超声或 CT 检查。行侵入性操作的患者出血风险增加，例如，先天性膈疝修补患者术后出血的可能性增加。开胸、耻骨上膀胱穿刺术、腰椎穿刺术或血管内置管，这些在非 ECMO 患者中常见的操作对 ECMO 患者来说出血的风险非常大。当出血发生在胸腔内、腹腔或后腹膜腔时，应该进行有效的引流或探查。活动性出血可导致间隙填塞，严重时引起血流动力学失代偿。

2. 全身肝素化和凝血机制受损　根据使用装置的不同，ECMO 过程中需要进行不同程度的全身肝素化以避免人工装置内血栓形成。此外，由于人工装置的介入、血液流变学的改变及临床与凝血功能相关的治疗，ECMO 过程将对凝血系统产生明显的影响，包括凝血因子损耗，特别是血小板数量和聚集功能显著下降，以及凝血因子补充不足等。此外，极少数患者也可能出现肝素诱导性血小板减少症（heparin-induced thrombocytopenia，HTT），导致严重凝血功能障碍。ECMO 系统具有大量的非生物表面，在 ECMO 过程中，特别是在 ECMO 启动初期，随着血小板在非生物表面的聚集及血小板性状的改变，以及血小板在体内肝、肺及脾的隔离，血小板计数可能出现明显下降表现；此外，血液稀释、组织缺氧及肝素的作用也可减少血液中血小板含量。ECMO 过程中循环血小板计数明显降低，可导致出血加剧或出现新的出血表现。凝血机制受损，一方面可导致 ECMO 插管局部或手术创面的出血和止血困难；另一方面可能导致内脏器官出血，如颅内、胃肠道、尿道、气管内、游离腹腔及腹膜后等部位的出血，临床上也可表现为多个部位的同时出血。

3. ECMO 治疗期间获得性血管性血友病　血友病（hemophilia）为一组遗传性凝血功能障碍的出血性疾病，其共同的特征是活性凝血活酶生成障碍，凝血时间延长，终身具有轻微创伤后出血倾向，重症患者没有明显外伤也可发生自发性出血。获得性血管性血友病综合征（acquired von Willebrand syndrome，AvWS）是由于非生理状态下（如高血流切应力、系统性炎症）或各种获得性因素导致血管性假血友病因子（von Willebrand factor，vWF）病理性减少，降低了其介导血小板黏附的功能，从而导致机体凝血功能障碍。

Johannes Kalbhenn 等人的一系列研究显示，AvWS 增加了 ECMO 患者出血风险，所有 ECMO 均会发生 AvWS。2018 年的一项研究显示，AvWS 在 ECMO 上机后 1 d 内即可发生，撤机后 3 h 开始恢复，1 d 即完全恢复至基线水平。这提示，AvWS 是 ECMO 期间导致出血事件的高发、高危并发症，如能及时发现并纠正，可迅速恢复 ECMO 相关的凝血功能障碍。

4. 其他原因　除凝血机制受损外，低氧血症、高碳酸血症、组织缺血、低血压或血压过高、脓毒症、静脉压上升、癫痫发作、产伤、晶体或高渗溶液快速输注、机械辅助通气等，均为导致新生儿颅内出血的相关因素。在右侧颈总动脉和颈内静脉插管 V-A ECMO 时，可能出现脑动脉供血减少及脑静脉压力升高，不仅可能导致右侧中枢神经系统损伤，同时也可能成为颅内出血的原因。此外，ECMO 可导致机体出现应激反应，主要表现为胃肠道出血。

（二）预防及处理

目前对于出血并发症仍缺乏确切有效的预防措施，在临床应用时注意以下原则可减少此类并发症的发生，具体措施如下。

1. 避免非紧急穿刺操作　开始 ECMO 支持后，除非紧急情况，应维持原有的静脉通路，尽可能避免在 ECMO 过程中建立新的静脉通路，尽量避免皮下注射和肌内注射。血标本应从体外循环管路或动、静脉通路中采集，避免动脉或静脉穿刺采血。在进行护理操作时要特别注意保护黏膜，避免损伤出血，如吸痰、放置鼻胃管和口腔护理时应注意轻柔操作。一旦出血，由于患者凝血功能受到影响，出血很难被止住，有可能出现致命性失血表现。如果出现大量血液丢失，应及时补充相关血液制品。适当降低 ACT 水平，有助于控制出血。但 ACT 水平降低的同时 ECMO 管路血栓形成风险增加，发生相关机械并发症可能性增加。

2. 加强外科干预止血　ECMO 完成插管后，可使用电烙止血或使用局部止血剂对手术创面进行细致止血操作。为减少插管处出血，也可在缝合皮肤切口前局部使用止血材料，在拔除插管时再将止血材料清除。在 ECMO 过程中如发现局部插管处切口出血，可通过局部加压、使用局部止血剂和局部注入冷沉淀表面胶方式止血。如局部治疗无效，则可根据辅助情况适当减少肝素用量，使 ACT 降至 120~160 s，并注意补充血小板，使血小板计数超过 100×10^9/L。如颈部切口出血连续 2 h 超过 10 mL/h，则需要重新暴露切口进行电烙止血，并在采取局部止血措施后再缝合切口。如插管处有明显出血，则需要重新暴露止血，必要时需要更换插管部位。外科手术后患者的 ECMO 支持，即使是创面很小的手术，出血也可表现为手术创面渗血。与插管部位的出血不同，手术野的出血常需要根据临床表现的改变进行判断，如血细胞比容（Hct）降低、心率加快、血压下降、V-A ECMO 时与患者肺部状态改善不相符的 PaO_2 上升等，均间接提示了患者的低血容量状态。对于术野出血表现，需要动态观察并调整机体的抗凝状态和补充凝血因子，必要时需要再次手术探查，通过使用电凝止血、结扎动脉和局部使用纤维蛋白胶等止血措施，控制 ECMO 过程中的外科出血或渗血。

3. 凝血机制的保护　稳定可靠的抗凝治疗是避免或减少 ECMO 过程中出血并发症的重要措施之一。术中定期检测 ACT 或常规止凝血指标、血小板功能、血小板计数和血浆纤维蛋白原含量。在术中血小板计数低于 100×10^9/L 和血浆纤维蛋白原低于 1.0 g/L 时，应常规进行相应的补充。通过调整肝素的维持用量，使 ACT 维持在安全范围（160~200 s）。对有明显出血或可能发生出血并发症的高危患者，纤维蛋白原浓度应维持在 1.5 g/L 以上，ACT 可控制在 140~180 s。在顽固性凝血因子损耗及凝血功能障碍的情况下，更换 ECMO 装置有时可纠正凝血功能异常。对肝素诱导性血小板减少症患者，可选用替代药物进行抗凝治疗，如阿库曲班（Argatroban）和重组水蛭素等。肝素涂层的 ECMO 系统因其更好的生物相容性拓展了 ECMO 的应用领域，抑制了 ECMO 过程中血小板、白细胞、补体和激肽系统的激活，减小了 ECMO 对肝素的依赖及对凝血机制的影响，降低出血、血栓形成及相关并发症的发生率。静脉输注抗纤溶药物如氨基己酸，可减少 ECMO 出血相关并发症的发生。氨基己酸的使用方法：在 ECMO 插管前后，按 100 mg/(kg·h) 静脉输注；此后，在 ECMO 支持过程中按 30 mg/(kg·h) 静脉输注。

4. 新生儿颅内出血的预防及处理　对新生儿患者，预防颅内出血是 ECMO 支持过程的重要工作之一。在 ECMO 之前需要常规行头颅超声检查，排除术前颅内出血（ECMO 的禁忌证）。术中需要密切监测可能导致颅内出血的各种相关因素，并及时进行处理。ECMO 过程中动脉收缩压过高（＞90 mmHg）是新生儿颅内出血的重要发病原因之一，对动脉压力过高的患儿需要有适当的治疗方案，包括使用硝酸甘油和卡托普利等降压药物。新生儿 ECMO 过程中一旦出现明显的颅内出血或原有出血灶扩大，应终止 ECMO 治疗。

5. 消化道出血的处理　ECMO 预充时可能使用甲泼尼龙（小儿 30 mg/kg，成人 500 mg），以减轻患者的全身性应激反应，降低消化道应激性溃疡的发生率。对 ECMO 过程中发生消化道出血的患者，在控制抗凝和补充缺失凝血因子的同时，可使用冷生理盐水洗胃，或使用制酸剂如质子泵抑制剂和 H_2 受体拮抗剂。必要时可静脉使用垂体加压素收缩血管或局部加压止血。

6. AvWS 的治疗　ECMO 患者早期即可并发 AvWS，实施目标导向干预（表 15-1）可减少 ECMO 期间 AvWS 相关出血并发症的发生。在压迫止血、局部应用肾上腺素、成分输血基础上，所有 AvWS 患者均应接受去氨加压素治疗，必要时给予含有凝血因子Ⅷ、vWF 的浓缩剂。氨甲环酸是治疗遗传性血管性血友病（von Willebrand disease，vWD）的常用药物，也是治疗 AvWS 的潜在有效药物。另外，有体外研究发现，多西环素可通过抑制 ADAMTS13 的活性，改善血流动力学异常导致的 vWF 数量及功能的异常，但尚无相关的临床研究。

表 15-1　ECMO 并发 AvWS 目标导向干预方案

监测频率	监测参数	干预目标值	干预方案
数小时	血红蛋白	>100 g/L	输注浓缩红细胞
	血小板	>100×10⁹/L	输注血小板浓缩液
每天	INR（国际标准化比值）	<1.35	输注凝血酶原复合物
	APTT	40~45 s	调节肝素用量，给予新鲜冰冻血浆
	凝血因子Ⅷ	>70%	按 10 IU/kg 给予凝血因子Ⅷ浓缩液
	凝血因子ⅩⅢ	>50%	给予 1 250 IU 凝血因子ⅩⅢ浓缩液
每周 2 次或出现出血并发症时	vWF：Ag（vWF 抗原）	vWF：RCo/vWF：Ag>0.6	按 0.2 μg/kg 给予去氨加压素静脉注射；若仍未达标，再次给予 0.2 μg/kg 去氨加压素静脉注射；若仍未达标，给予 10 IU/kg 的凝血因子Ⅷ+vWF-C 浓缩剂静脉注射
	vWF：RCo（vWF 瑞斯托霉素辅因子活性）	vWF：A/vWF：Ag>0.73	
	血栓弹力图：纤维蛋白原缺乏症	MCF（最大血栓强度）<10 mm	2 g 纤维蛋白原静脉注射

对于继发于血流动力学异常的 AvWS 相关出血，最有效的治疗手段是病因治疗。研究显示，AvWS 在 ECMO 患者中是可逆的，患者的 vWF 相关参数最早可在撤机后 3 h 内恢复正常，最迟不超过 1 d。因此，对于 ECMO 期间难以控制的出血，尽早撤机是有效的备选方案，这可以在数小时内显著缓解出血症状。

此外，在 ECMO 撤机后 vWF：Ag 水平会持续升高数天，vWF：CB 则最早可在数小时内正常化，导致 vWF：CB/vWF：Ag > 1，加之血小板计数逐步恢复正常，机体会进入高凝状态，增加血栓栓塞事件发生风险。故 ECMO 撤机后也应常规监测 vWF 参数，并考虑加强抗凝治疗，直至 vWF 参数恢复正常。

二、肾功能不全

少尿是 ECMO 过程中的常见现象，特别是在 ECMO 开始后的 24~48 h。肾功能不全是 ECMO 支持过程中除出血外最常见的并发症，主要表现为血肌酐（SCr）水平上升 [> 442 μmol/L（5.0 mg/dL）或持续 > 177 μmol/L（2.0 mg/dL）]、氮质血症 [BUN（血尿素氮）> 18 mmol/L（50 mg/dL）或持续 > 9 mmol/L（25 mg/dL）]、尿量减少 [< 0.5 mL/(kg·h)] 及电解质和酸碱平衡紊乱等。临床上常需要进行连续性肾脏替代治疗（continuous renal replacement therapy，CRRT），以维持机体内环境相对稳定，等待和帮助肾功能恢复。

ECMO 期间，肾功能不全发生的原因尚不明确，可能与 ECMO 期间溶血、非搏动灌注、儿茶酚胺分泌增加、栓子形成栓塞、全身炎症反应等因素有关。肾功能不全的主要病变是急性肾小管坏死，其病理变化为肾小管上皮细胞肿胀、变形或坏死，基底膜断裂，管型形成，阻塞管腔，引起严重内环境紊乱。国外部分学者认为，对于在 ECMO 期间发生肾功能不全的患者，联合使用 CRRT，肾功能不全可得到明显改善。除此之外，ECMO 期间的肾功能不全常为可逆性改变，通过 CRRT 多可恢复正常。

（一）原因

1.肾供血或供氧不足　ECMO 支持之前患者存在严重的循环或呼吸功能不全，肾存在不同程度的缺血缺氧性损害。在 ECMO 支持过程中，血容量、灌注流量及血液携氧受到多方面因素的影响；随着灌注流量的增大，血流的搏动性减弱，包括肾在内的组织灌注受到不同程度的影响；ECMO 静脉引流不畅或静脉压上升，也可影响肾有效血流灌注而导致肾功能受损。此外，大剂量缩血管药物的使用可导致肾动脉过度收缩，导致肾缺血性损害。

2.毒性代谢产物及药物　ECMO 过程中的血液破坏和慢性溶血，可导致血浆游离血红蛋白水平上升。尽管肾具有良好的分解和滤出游离血红蛋白的能力，但血浆游离血红蛋白水平的显著上升可引起血红蛋白尿，并在肾小管内形成蛋白管型，直接损伤肾功能。胃肠道隐性出血也可导致氮质血症。外周血管插管可能导致插管侧远端肢体缺血，甚至组织坏死，缺血肢体恢复循环后，大量肾毒性代谢产物（肌红蛋白）释放入血，引起严重急性肾损伤。此外，感染导致的脓毒症及药物如庆大霉素和卡那霉素等氨基糖苷类抗生素，也可对肾产生相应损害。

（二）预防及处理

1.维持肾的血液循环和组织供氧　作为生命支持措施，ECMO 对患者心肺功能提供相对足够的辅助，为包括肾在内的全身组织器官提供有效的组织灌注，包括维持足够的循环流量、动脉血压和血液携氧。为避免肾的灌注不足，ECMO 过程中应尽可能减少血管收缩药物的使用或减少应用剂量。

2.减轻术中肾损害　ECMO 过程中应维持适当的灌注流量和血红蛋白浓度，避免流量过大或 Hct 过高导致额外的血液破坏。对出现肾功能不全表现的患者，需要控制液体入量并及时采取利尿措施。对出现血红蛋白尿的患者，使用碳酸氢钠碱化尿液，以减少血红蛋白在肾小管中的沉积，降低游离血红蛋白的肾毒性。外周血管插管时要注意插管侧肢体的循环状态，防止末端肢体缺血复灌后导致的局部大量毒性代谢产物对肾脏的严重损伤。避免使用肾损害性药物，积极控制感染，避免严重脓毒症。ECMO 过程中需要密切监测患者的尿量变化，及时发现和处理肾功能不全。此外，对 ECMO 过程中血浆肌酐水平上升或对大剂量呋塞米（1~2 mg/kg 静脉注射）反应差的患者，应常规行肾脏超声检查，以排除肾解剖学异常。

3. CRRT　ECMO 过程中的 CRRT 包括血液过滤和透析治疗（血液透析或腹膜透析）。CRRT 可帮助肾排出代谢产物以维持机体内环境的稳定，等待肾功能恢复；还可去除循环中的细胞因子而达到减轻全身性炎性反应的目的。在维持肾血液循环及利尿药物治疗效果不理想时，应积极进行血液过滤或透析治疗。可分别通过在 ECMO 系统中使用血液浓缩器进行血液过滤，或通过血液透析进行 CRRT。

ECMO 血液过滤或血液透析治疗的指征包括：①少尿或无尿；②循环血容量过多或 Hct 过低；③高钾血症；④氮质血症。

ECMO 过程中的 CRRT 可良好地控制循环血容量、Hct 和血浆钾离子浓度。由于引起氮质血症的原因较为复杂，血液过滤或透析对其治疗的效果仍不确定。血液过滤的速度可达 10 mL/(kg·h)。血液透析的时间可根据患者需要，每天或隔天进行 3~4 h。也可使用腹膜透析治疗，与血液过滤或透析相比，腹膜透析效率相对较低。腹膜透析的安装应在患者血流动力学较平稳的状态下进行。一般在 CRRT 支持下急性肾损伤可逆转，否则 CRRT 应持续进行，直至患者过渡到间断透析治疗或肾移植术后。

三、感染

脓毒症既是 ECMO 的使用指征，也是 ECMO 术中的并发症之一。尽管 ECMO 过程中常规使用抗生素，但感染仍是其常见并发症之一，特别是在心脏手术后及长时间 ECMO 支持时。主要表现为血液细菌培养阳性，有全身性感染征象，如患者一般情况恶化、肺功能进一步下降、血清 C 反应蛋白上升及肝、肾衰竭等。ECMO 过程中严重感染多伴发多器官功能障碍综合征，并与患者的预后密切相关。尽管感染的风险很高，但在 ECMO 状态下脓毒症的发生率很低。即使出现脓毒症，通过合适的抗感染治疗和感染灶清除也可很快控制。但目前由于我国抗生素应用不规范导致整体院内感染日益严重的现状，部分致病菌，如鲍曼不动杆菌，一旦发生全身性感染，患者预后往往不佳。如果所有的治疗措施采用后患者仍然出现菌血症，应在不更换管路前提下调整抗生素，直到菌血症消失。如仍不能清除血液中的细菌，菌血症又成为患者当前治疗的主要问题，则应该换掉整个 ECMO 管路，这是因为管路中的小血栓可能有细菌定植。如果还不成功，应将所有的血管内有创监测导管全面更换。

（一）原因

1. 血管插管　作为体内异物，长期的血管插管及护理不当和局部渗血、血肿形成，是局部感染及诱发全身性感染的重要途径。

2. 大量非生物表面　ECMO 系统人工装置的大量非生物表面可通过补体激活、白细胞和血管内皮细胞激活，以及炎性介质释放等众多因素，导致全身性炎性反应和机体免疫功能的紊乱。

3. 血液循环与外界的频繁接触　ECMO 过程中因大量的血液标本采集、静脉输液和用药等多种操作，血液循环将频繁与外界接触，增加了血液被污染的机会。

4. 肺不张　对长时间使用呼吸机的患者，因麻醉和镇静药物的使用，患者容易出现痰液或气管内出血在气道内淤积，极可能导致肺不张，是肺部及全身性感染的重要诱因之一。

5. 肠源性感染　由于术前全身性组织缺血或缺氧和大量血管收缩药物的使用，ECMO 患者肠系膜屏障功能受损，肠道上皮细胞间的紧密连接被破坏，肠道内细菌及毒素容易入血，导致肠源性全身感染。

6. 机体抗感染能力降低　在长程 ECMO 支持条件下，血液与大量人工材料接触、补体和白细胞的激活、单核吞噬细胞系统功能降低、白蛋白和免疫球蛋白生成减少等因素，可导致机体免疫功能紊乱及抗感染能力降低。此外，如患者合并营养不良、糖尿病或长期使用糖皮质激素或免疫抑制剂等，也可进一步降低机体抗感染能力，极易合并各种机会性感染。

（二）预防及处理

1. 局部无菌操作　ECMO 支持过程中各种操作均应高度重视无菌原则，加强插管处局部皮肤的护理，各项医源性操作应尽可能减少与血液接触的机会。对局部形成的血肿和感染灶及时进行外科处理。视患者全身状态恢复情况，尽早恢复经口进食，减少静脉输液及药物注射。

2. 加强肺部护理　及时吸痰，对常规呼吸道清洁困难或出现肺不张的患者，可行纤维支气管镜检查，清除呼吸道内黏稠的痰液及血块。对呼吸功能尚好的单纯循环辅助患者，如能脱离呼吸机，患者神志清醒且配合，则可考虑拔除气管插管，在清醒和自主呼吸状态下进行清醒 ECMO 支持。一方面可减少肺部感染机会；另一方面可帮助患者尽快恢复经口进食，促进胃肠功能恢复，降低肠源性感染风险。

3. 全身性抗感染措施　对 ECMO 上机患者需要常规使用预防性抗感染措施，根据各医院内病原微生物学、流行病学统计情况，选择合适的抗生素，目前建议常规使用头孢哌酮舒巴坦钠。如患者表现出全身性感染征象，则及时采集病原微生物学标本进行血液细菌、真菌培养，并根据培养及药敏试验结果，针对致病菌使用相应敏感抗生素。根据患者的全身情况，特别是肝肾功能、感染部位及程度和抗生素药代动力学特点等，选择合适抗生素，必要时可联合用药行强化抗感染治疗。

4. 改善患者全身状态　营养支持是 ECMO 长时间辅助治疗过程中重要的组成部分，除常规的支持疗法外，应根据患者状态及时补充全血、新鲜血浆、人血白蛋白和免疫球蛋白等，避免 ECMO 期间严重的负氮平衡及机体免疫功能严重下降。此外，还应控制糖尿病患者的血糖水平，及时纠正酮症酸中毒。

5. 缩短 ECMO 支持时间　合理调整 ECMO 辅助的各项参数，为机体提供充分的循环或（和）呼吸支持。通过有效的心肺支持，积极治疗原发病，尽可能缩短患者需要辅助的时间。此外，在 ECMO 支持过程中，要定期评价患者循环或（和）呼吸功能恢复情况及各种并发症的发生迹象，适时终止 ECMO 辅助。

ECMO 支持期间感染发生率较高主要与手术创伤过大及插管时间过长有关，这些因素是发生血流感染的主要原因，ECMO 过程增加了感染的机会。在进行 ECMO 支持时，注意环境的清洁、保证各个操作环节严格无菌、合理使用有效的抗生素、缩短 ECMO 的时间可减少感染并发症的发生。

四、中枢神经系统并发症

对婴幼儿患者而言，中枢神经系统损伤是导致 ECMO 支持失败的重要原因之一。主要临床表现包括脑水肿、脑缺氧、脑梗死和颅内出血等。与 V-V ECMO 相比，V-A ECMO 由于其直接的动脉灌注及颈部血管插管，更容易出现中枢神经系统并发症。完全性脑梗死是 ECMO 最严重的并发症，是 V-A ECMO 状态下导致患者死亡的重要原因。

（一）原因

1. 颈部血管插管　在小儿颈动、静脉插管 V-A ECMO 时，通常进行右侧颈总动脉及颈内静脉阻断，ECMO 结束时常结扎颈部血管。一般认为，颈部插管及血管结扎可通过对侧颈部血管进行代偿，不会对脑部供血产生明显影响及导致术中和术后中枢神经系统并发症。但也有学者认为，尽管威利斯环（Willis 环）的前交通动脉可为右侧大脑提供血供，但右侧颈总动脉及颈内静脉插管与阻断仍有潜在的术中脑血流量降低、脑静脉压力升高及脑组织损伤的危险。有研究表明，术后结扎血管可出现同侧的缺血性脑损害，并影响患儿的中枢神经系统正常发育。

2. 栓子栓塞　在 ECMO 过程中，来自 ECMO 系统人工装置的各种栓子（包括空气、血凝块或异物等）可经动脉插管进入患者体循环动脉系统，造成包括脑组织在内的血管栓塞。脑血管的栓塞可引起局部出血。由于 ECMO 时抗凝系统一定程度的肝素化及患者自身止凝血系统功能异常，脑组织的局部出血容易发展为广泛性出血，最终造成严重脑组织损伤。

3. 全身性缺血或缺氧　脑组织对供血和供氧有较其他脏器更高的要求。需要 ECMO 支持的患者因其自身呼吸或循环功能的严重障碍，术前存在明显的全身性缺血或缺氧和代谢性酸中毒。尽管在 ECMO 建立后可很大限度上改善循环和组织供氧状态，但在 ECMO 过程中因非生理性循环、血管插管位置不当、血液稀释及可能出现的氧合器气体交换不良等因素，可能导致脑组织损伤的加重，或出现新的缺血或缺氧性脑损伤。此外，缺血或缺氧的脑组织在恢复动脉供血时，可能出现缺血再灌注损伤。

4. 凝血功能异常　凝血功能异常是脑出血及脑梗死的重要原因之一。由于血液与大量人工材料表面接触和抗凝治疗，ECMO 过程中患者凝血系统功能将发生不稳定的变化。ACT 值、血小板计数和血浆纤维蛋白原浓度等实验室检查出现异常改变，是发生脑部并发症的早期预兆。此外，过度的血液稀释不仅可对凝血功能产生负面影响，而且可促进脑组织水肿的发生。

（二）预防及处理

1. 安全的血管插管　选择合适直径的血管插管及掌握安全插管的相关技术。ECMO 开始后，使用超声或 X 线检查确认插管位置及评价局部血流状态。对可能出现脑组织灌注不良的患者，及时调整插管位置，或建立额外的灌注或引流通道。在拔除颈部血管插管时，尽可能完整修复血管。

2.维持循环及气体交换稳定　在 ECMO 过程中，通过选择适当的辅助血流量、适时调整心血管活性药物用量和优化机体容量状态，维持相对稳定的动脉血压，避免血压过高、过低或短期内的明显波动。密切监测患者动、静脉血氧饱和度和脑氧饱和度，及时纠正低氧血症和代谢性酸中毒，并通过提高供氧浓度及 ECMO 辅助血流量，维持脑组织循环有效灌注；密切关注氧合器的气体交换功能，确保有效的气体交换。此外，ECMO 期间保持正常的头位，以利于提供良好的颅内血流供应。为避免右颈内静脉血液淤滞，有学者建议经颈内静脉向脑端置管，充分引流颅内血液，从而减轻脑淤血。对患者充分镇静可减少 ECMO 期间躁动和癫痫的发生，降低脑组织氧耗，起到一定脑保护作用。此外，在容量补充时应注意胶体渗透压（COP）的变化，尽可能将 COP 维持在接近生理值状态。

3.维持凝血功能稳定　密切监测凝血功能，定期监测 ACT、血小板功能、血小板计数和血浆纤维蛋白浓度。通过调整肝素的维持用量使 ACT 在安全及稳定的范围内；术中维持血小板计数不低于 100×10^9/L；对其他凝血因子缺乏应使用冷沉淀、纤维蛋白原等相应凝血因子进行及时补充。

4.中枢神经系统损伤的治疗　ECMO 过程中需对患者的中枢神经系统功能进行密切观察，可通过脑电图、经颅超声多普勒、脑氧饱和度监测和临床表现评价等措施，对中枢神经系统功能进行及时评估。对出现中枢神经系统损伤的患者，需要针对损伤的类型及程度进行相应的治疗，包括出凝血功能的调整、脑组织脱水、超滤及使用利尿药物和置管引流等，并在条件许可的情况下考虑尽快进行高压氧治疗。

5.终止 ECMO　如 ECMO 术前即表现出明显的脑损伤，应放弃使用 ECMO 治疗方法。对 ECMO 术中出现的中枢神经系统严重受损，如出现明显的脑出血或原有出血范围明显扩大，或临床及物理学检查显示脑组织损伤不可逆及表现为脑死亡的患者，应放弃 ECMO 支持。新生儿颅内出血也应放弃或终止 ECMO 治疗。

五、溶血

ECMO 人工装置及其控制过程无法避免导致不同程度的红细胞完整性破坏、血红蛋白逸出形成溶血。临床主要表现为血红蛋白浓度下降、血浆中游离血红蛋白浓度水平上升（＞1.0 g/L）及血红蛋白尿等。ECMO 的溶血程度通常随辅助流量的增加、辅助时间的延长及 Hct 的增加而加重。

（一）原因

1. ECMO 系统非生物表面　ECMO 系统的非生物表面可通过血液中的变性蛋白、补体等物质的作用，改变红细胞膜的通透性，红细胞可出现肿胀、僵硬和变形能力下降，在其他外力的作用下容易导致红细胞损坏和正常寿命明显缩短。

2. 剪切力和喷射力　在 ECMO 机械循环系统中，血液将流经不同的装置、管道、连接和插管等通道。由于通道口径不同，血液流变学的改变会使血液有形成分因剪切力和喷射力的影响而导致红细胞脆性和破坏增加。红细胞因细胞脆性增加，可导致红细胞寿命缩短，产生延迟性溶血。

3. 静脉引流负压过大　ECMO 过程中静脉引流不畅可导致静脉引流负压的明显增加，引起红细胞破坏。

4. 血泵的影响　在使用离心泵作为 ECMO 动力装置时，长时间的使用可在其轴心处产生血栓，后者可造成离心泵转动不稳或血栓在泵内转动，对红细胞产生直接机械性损伤，导致红细胞破坏。

（二）预防及处理

1. 控制辅助流量和 Hct　在 ECMO 过程中，根据需要避免不必要的高流量辅助和维持适当的 Hct（0.3~0.35），尽可能减少红细胞破坏。

2. 控制静脉引流负压　ECMO 过程中控制静脉引流负压不低于 −30 mmHg。在静脉引流量不足时，主要通过维持有效循环血量以保持静脉引流通畅，避免为保证足够灌注血流量而导致的静脉引流过度负压。

3. 碱化尿液及维持尿量　在出现血红蛋白尿时，使用碱性药物碱化尿液，同时可通过利尿措施增加尿量冲刷肾小管，并尽可能维持尿量 > 3 mL/(kg·h)，以尽量降低游离血红蛋白的肾毒性。

4. 更换 ECMO 装置　术中密切监测血浆游离血红蛋白浓度。对 ECMO 过程中无其他原因导致的严重溶血，特别是同时发现在 ECMO 装置内有血栓形成时，须积极更换局部或整套 ECMO 装置。

5. 缩短 ECMO 支持时间　通过提高心肺辅助效率、有效治疗原发病和及时监测患者心肺功能恢复情况，尽可能缩短 ECMO 辅助时间。

六、高胆红素血症

高胆红素血症对中枢神经系统及心、肾、肝等生命重要器官均可能产生毒性作用，特别是新生儿患者。

(一) 原因

1. 红细胞破坏　长时间循环或呼吸支持，可因红细胞在 ECMO 装置内机械性受损或红细胞寿命缩短导致肝前性胆红素生成增多，是 ECMO 血浆胆红素水平上升的主要原因之一。输注大量库存红细胞，也将在输血后短期内出现血浆内未结合型胆红素的明显上升。

2. 肝功能严重受损　在 ECMO 术前和术中，肝可因低血流量灌注或全身性缺氧，包括肝静脉在内的静脉淤血、ECMO 装置非生物表面、全身性感染引起的白细胞激活及炎性介质释放等众多因素导致的全身性炎性反应，遭受不同程度的肝功能损害。肝细胞内胆红素代谢障碍导致血浆非结合型胆红素水平升高；肝水肿可机械性压迫毛细胆管和胆小管等肝内胆管，引起因胆红素排泄障碍导致的血浆结合型胆红素水平上升。高胆红素血症一方面可直接对肝细胞产生损伤作用，另一方面可通过增加肠道对内毒素的吸收，对包括肝在内的全身组织器官产生损伤。

（二）预防及处理

1.减少红细胞破坏　选用生物相容性好及对血液损坏较轻的 EC-MO 装置。术中根据需要控制辅助循环流量和维持适当的血细胞比容，以减少红细胞损伤。此外，尽可能减少 ECMO 过程中各种原因导致的失血，以减少库血的使用。定期测定血浆游离血红蛋白浓度，并对其结果进行动态分析。在血浆游离血红蛋白水平明显和急骤升高时，需要分析其原因，必要时可考虑更换 ECMO 装置。达到肺功能恢复的目的后，尽早撤除 ECMO，以缩短机械辅助时间，减少血液破坏。

2.肝功能保护　在 ECMO 过程中，积极控制感染并维持良好的全身组织氧合血液供应是避免或减轻肝损害的主要措施。术中应密切监测肝功能变化，在出现肝损害时，及时采取相应支持措施，避免因肝功能不全诱发的多器官功能衰竭。

七、循环系统并发症

一方面，ECMO 辅助为循环系统功能及血液携氧提供了不同程度的支持作用；另一方面，人工循环的介入可能导致循环系统并发症，主要表现为动脉血压不稳定、心排血量降低、心肌顿抑、心腔内血栓形成、心律失常和心搏骤停等。

（一）原因

1.心肌功能受损　ECMO 时心肌功能受损的因素包括术前心功能不全和 ECMO 过程中出现的心肌损伤。缺氧是导致心功能不全的重要原因之一，特别是新生儿 ECMO 病例。在 ECMO 支持的早期，可出现暂时不明原因的心脏搏出量和心排血量极度降低的现象，即心肌顿抑现象。大量的正性肌力药物可能增加心脏后负荷，同时还可能增加心脏不必要的耗氧及耗能。此外，过度的容量补充将增加心脏的前负荷，影响心脏功能的恢复。

2.心脏压塞与张力性气胸或血胸　胸腔内出血不仅导致血容量的损失，在胸腔或心包腔引流不畅的条件下更可引起心脏压塞。此外，对近期心脏手术后患者，ECMO 期间血压过度升高也可因出血增加心脏压塞的机会。心脏压塞将严重影响静脉回心血量和降低心排血量，主要表现为 ECMO 过程中进行性加重的 Beck 三联征，即静脉压升高、动脉压下降、心脏搏动微弱及心音遥远；同时还可表现为动脉血氧分压上升、脉压缩小和混合静脉血氧饱和度下降及 ECMO 流量不能维持。心脏压塞将严重影响循环血流动力学稳定，甚至导致心搏骤停。张力性血气胸也可引起上述类似表现。

3.心腔内血栓形成　在高流量 V-A ECMO 时，流经心、肺组织的血流量将显著减少。由于血流速度缓慢甚至血液在心腔及肺血管内滞留，加上 ECMO 时血液的不完全抗凝状态，容易在心腔及肺循环内形成血栓，导致不可逆性损害。

4.低钙血症及血钾离子浓度异常　ECMO 无钙离子预充及其过程中加入库存血制品可导致血浆钙离子水平降低，影响心脏收缩功能。在 ECMO 过程中，大量输液和输血及对血液系统大量的干预性治疗、组织缺血或缺氧导致代谢异常、肾功能不全导致的对血浆钾离子浓度调节功能下降等因素，可导致血浆钾离子浓度在 ECMO 过程中出现异常，肾功能不全可引起心律失常甚至导致心搏骤停。

（二）预防及处理

1.合理控制 ECMO 辅助流量　在 V-A ECMO 过程中，如患者出现心功能不全表现加重，可适当提高灌注流量，以补偿心脏舒缩功能减退导致的心排血量降低。但 ECMO 过程中提高灌注流量常受限于循环血容量不足或回心血量的减少，如血液或空气积聚在胸腔或心包腔而阻碍了外周静脉血回流。因此，术中需要注意容量的补充，及时诊断及处理静脉回流受阻的因素。高流量 V-A ECMO 辅助可能使流经心肺组织的血流量显著降低、心腔和肺血管血流速度缓慢，将增加血液破坏和缩短 ECMO 装置的安全使用时间。因此，在维持循环及气体交换稳定状态的前提下辅助流量不宜过高，并应根据循环及呼吸功能的改善情况及时降低辅助流量。

2. 控制正性肌力药物的使用　ECMO 开始后，在循环功能稳定的前提下尽可能减少正性肌力药物的使用。特别是对以心脏辅助为主的患者，应通过适当控制灌注流量来维持相对较稳定的动脉血压，减少心脏做功，帮助心脏功能尽快恢复。

3. 及时处理心脏压塞和张力性血气胸　一旦怀疑心脏压塞或张力性血气胸，均需要立即进行相应的处理，如经皮置入胸腔引流管或在超声引导下置入心包腔引流管。必要时进行开胸探查，以对心脏压塞和张力性血气胸进行相应外科处理。对胸腔内出血较多的患者，特别是心脏手术后难以彻底止血的患者，考虑到有再次胸内止血必要，特别是为了避免心脏压塞对循环系统的严重影响，可采取延时关胸的方法。

4. 纠正电解质浓度异常　为保持心脏收缩功能稳定，在 ECMO 预充时，需要维持相对正常的预充液钙离子浓度；在 ECMO 过程中也需要监测血浆钙离子浓度，及时纠正低钙血症，特别是在补充库血时需要同时补充一定剂量的钙剂。密切监测血浆钾离子浓度，并通过调整输液中补钾浓度及通过利尿、透析、纠正酸中毒等相关措施降低血浆中钾离子水平，维持正常的血浆钾离子浓度。

5. IABP 及人工心脏　对明显左心功能不全的病例，可配合使用 IABP，以减轻左心后负荷及改善心脏舒张期灌注，帮助左心功能恢复。对单纯心功能不全，特别是对可能需要超过 2 周时间辅助的患者，为减少辅助循环的并发症，条件允许时可将 ECMO 过渡到人工心脏，进行相应的心室辅助循环。

八、胸部并发症

ECMO 过程中胸部相关并发症包括胸腔出血、气胸、肺水肿、肺出血、肺不张及肺部感染等。肺部并发症不仅可导致自身呼吸功能进一步障碍，同时还对心肺功能的恢复产生负面影响及延长 ECMO 辅助时间。

（一）原因

1. 左向右分流　ECMO 的启动可能导致新生儿动脉导管开放。通过动脉导管的持续左向右血液分流，可降低体循环有效循环血流量，同时还可因肺动脉的高压灌注导致新生儿肺水肿。

2. 体循环缺血或缺氧　体循环缺血或缺氧可导致肺组织营养血管供血或供氧不足，肺部组织的缺血或缺氧可造成肺毛细血管通透性增加，导致肺组织水肿。

3. 呼吸道管理不当　长时间使用机械辅助呼吸及患者处于镇静状态，痰液或气道出血可在气道内堆积，可导致肺不张及肺部感染。

4. 凝血功能障碍　ECMO 过程中不同程度的全身性抗凝治疗和凝血因子的消耗将导致凝血功能障碍。由于开胸手术患者存在手术创面或术中肺组织损伤，ECMO 过程中，特别是开胸手术后的近期，可能出现胸腔内出血和肺组织内出血。前者如胸腔引流不畅可导致肺组织膨胀受限和肺不张，后者则直接引起肺组织实变。

5. 肺组织的炎性反应　血液与 ECMO 系统人工装置大量的非生物表面接触，可通过补体活化、白细胞及血管内皮细胞激活与炎性介质的释放等众多因素导致全身性炎性反应。由于肺组织的结构特点，炎性反应在肺部的表现尤为明显，可表现为肺组织毛细血管的功能及结构受损，导致肺组织炎性渗出、肺水肿、肺出血，并可进一步并发肺部感染。

6. 大量输注库存血　ECMO 过程中需要维持相对适当的 Hct，以保证血液的携氧能力。由于出血是 ECMO 常见并发症,大量或长时间失血必然要求输入相应量的血制品,大量失血和输注红细胞不仅影响机体凝血功能,同时也增加了肺血管栓塞的机会。

(二)预防及处理

1. 限制容量补充　新生儿 ECMO 支持时动脉导管开放导致左向右分流的患者,临床可表现出 $PaCO_2$ 降低、外周组织灌注不良、尿量减少、酸中毒、ECMO 流量需求上升及容量需要增加。可行多普勒超声或血管造影检查进行确诊。有人使用吲哚美辛静脉注射治疗新生儿动脉导管开放,但其对血小板功能及凝血系统的影响,可能增加患者出血的危险。对新生儿 ECMO 支持时动脉导管开放,多无须使用外科结扎的方法,可在维持相对足够支持流量的前提下采用控制容量,特别是控制低渗液体补充的方法;术中补充容量时需要密切注意胶体渗透压(COP)的变化,避免低渗透压导致或加重肺组织水肿,直至新生儿的动脉导管闭合。但此对策可能额外增加 ECMO 辅助的时间。

2. 减少失血　通过密切监测凝血功能和维持适度及稳定的血液抗凝状态,可减少因凝血功能不稳定而导致肺及胸腔内出血。彻底止血是防止大量或长时间失血及减少使用库血制品的最主要方法。条件允许时,尽可能使用储存时间较短的库血,或使用血液回收机对库存红细胞进行清洗后再输入体内,尤其是对小儿病患。

3. 积极处理张力性血气胸　对出现张力性血气胸的患者需要立即进行胸腔穿刺置管引流,并及时消除导致血气胸的原因。

4. 机械通气及呼吸道管理　ECMO 期间将呼吸机通气参数调整到保护性低压低频通气状态,采取超保护性机械通气策略。为预防可能出现的肺不张,须定期膨肺,及时清除呼吸道内分泌物,定时进行翻身、吸痰等理疗措施。对常规呼吸道清洁困难或出现肺不张的患者,可行纤维支气管镜检查及清除呼吸道内黏稠的痰液及血块。对单纯循环辅助的患者,如能脱离呼吸机辅助,则应拔除气管插管,在清醒及自主呼吸状态下进行循环辅助，以减少肺部并发症。

5. 减轻炎性反应　ECMO 过程中无法避免血液与人工材料接触导致的全身性炎性反应，但通过尽可能选用生物相容性较好的 ECMO 装置及适当使用糖皮质激素等抗炎性反应药物，可在一定程度上减轻包括肺组织在内的全身性炎性反应。

6. 开胸探查　对胸腔内出血的患者，在通过控制性抗凝和补充缺失的凝血因子后仍不能改善的条件下，应积极进行开胸探查，清除胸腔内血块及积血，并进行仔细的外科止血。

7. 终止 ECMO　ECMO 过程中密切观察心肺功能状态，在心肺功能得到充分恢复后应及时终止 ECMO 辅助，以减少肺部并发症的发生。对 ECMO 长时间（2~3 周）辅助仍不能脱离支持的小儿患者，在心脏超声检查确认动脉导管已不存在显著的左向右分流及再次排除全肺静脉异位引流后，可在进一步调高呼吸机通气参数的同时降低 ECMO 流量和试停 ECMO。如不能终止 ECMO 辅助，则需要行心脏导管检查或进行肺组织活检，以排除心脏可矫治的解剖学畸形或先天性肺淋巴管扩张等不可逆病变。如未发现心肺可矫治的损害，必须决定是否终止 ECMO 支持，如果 ECMO 支持已明显改善了目标体征而又无任何并发症发生，也可以继续 ECMO 辅助；否则，可考虑终止辅助。

九、末端肢体缺血

在股动、静脉插管时，插管侧下肢血液供应及静脉血液回流将受到不同程度的影响，即引起末端肢体缺血，严重时可导致肢体缺血性坏死。此外，在缺血肢体恢复血供后，局部积聚的代谢产物进入血液循环，可因横纹肌溶解导致全身性毒性作用。

（一）原因

1. 插管局部血栓形成　插管局部血管远端血流速度和血流状态出现异常无法避免。由于血管插管的非生物表面和 ECMO 支持时不完全的血液抗凝，长时间局部血流速度减慢和湍流形成可导致在插管处远端血管内形成血栓和血管栓塞。

2. 插管口径过大或插管方法不正确　外周动脉血管插管口径过大或对插管动脉进行阻断，将严重影响插管远端的肢体动脉供血。股静脉插管过粗或对静脉插管使用阻断带时，在静脉侧支循环不良的情况下将导致插管侧下肢静脉淤血。

（二）预防及处理

1. 适当的抗凝　尽可能维持稳定的全身性血液抗凝，避免局部血栓形成和血管栓塞。

2. 选择合适的外周血管插管　ECMO 为对循环或呼吸的辅助，血管插管的选择与常规体外循环比可相对较小。可在直视下根据血管的直径选择薄壁和口径较外周血管稍小的血管插管。如动脉血管较细，无法选择更小口径的动脉插管时，需要在动脉灌注管分出侧支对插管部位远端肢体补充动脉灌注；在静脉插管受限于血管口径时，可考虑建立第 2 条静脉引流通道。

3. 正确的插管技术　切开皮肤和皮下组织，在直视下进行血管插管。一方面，可根据血管的直径选择适当口径的血管插管；另一方面，可通过在血管壁做荷包缝合，以避免插管血管的完全阻断和局部出血。随着床旁彩超技术的兴起，彩超评估患者血管直径后选择适宜血管插管也不失为一种新的安全置管方式。

4. 密切观察插管肢体的末梢循环　在 ECMO 过程中，特别是在 ECMO 早期，密切注意插管肢体的循环状态，如温度、颜色和动脉搏动等。必要时可行局部超声检查，以评价插管位置及局部血流状态。发现肢体缺血时，应重新打开插管部位的伤口，并通过动脉灌注管建立一侧支循环，开通插管远端肢体的动脉灌注通道；必要时可更换插管位置或增加插管。

5. 切开减压及截肢　如肢体因缺血肿胀明显，应行筋膜切开减压，避免肢体坏死；对已出现肢体坏死的患者，为避免坏死组织内大量毒性代谢产物在恢复循环时释放入血导致全身性损害，需要进行截肢手术，以保证患者生命安全。

十、水、电解质和酸碱平衡紊乱

ECMO 患者因组织循环不良、大量的输液和输血，以及机体对水、电解质和酸碱平衡调节能力下降等众多因素可导致组织水肿、低钙血症、血浆钾离子水平异常及代谢性酸中毒等，并因此可导致全身组织器官的功能和结构异常。

（一）原因

1.ECMO 支持前水、电解质和酸碱平衡紊乱　因循环或呼吸衰竭需要 ECMO 支持的患者，术前均可能因全身性组织缺血或缺氧出现不同程度的机体内环境紊乱，加上前期内科治疗，ECMO 前患者多存在不同程度的组织水肿、代谢性酸中毒及电解质平衡紊乱。

2.ECMO 的非生理性预充成分　低钙血症是 ECMO 过程中常见的并发症，可导致术中患者心脏收缩功能下降及血压降低。预充液低钙离子浓度可导致患者在 ECMO 启动后心肌顿抑，尽管 ECMO 使患者低氧血症得以即时缓解，但仍表现为左心室收缩分数下降 25% 或以上，并多在 48 h 后恢复正常。

为避免 Hct 过低，ECMO 预充常需要使用库存全血或红细胞。由于库血中含有较高的钾离子浓度，可能在 ECMO 启动后出现不同程度的高钾血症，特别是体重轻和预充库血量相对较多的患者。

3. 肾功能异常　ECMO 前不同程度的肾缺血缺氧、血管活性药物的使用、大量输注库存血、超滤技术及利尿药物的干预等因素，可导致患者肾对水、电解质和酸碱平衡的调节功能下降。

4. 静脉引流不畅　静脉压力上升可引起毛细血管内液体成分外渗增加，同时还造成肾静脉淤血和影响肾有效血液循环及肾小球滤过功能降低，结果可导致组织水潴留及影响肾对水、电解质及酸碱平衡的调节功能。

（二）预防及处理

1. 预充液成分尽可能接近生理成分　尽量使用储存时间较短的库血制品；对低体重和使用库血量相对较多的患者，可使用血液回收机对库存红细胞进行清洗后再注入 ECMO 系统，加入相应量的血浆或白蛋白。预充完毕后，需要常规对预充液的 Hct、血浆胶体渗透压、电解质水平及酸碱平衡指标进行检测，并根据结果进行相应调整，使其尽可能接近生理水平。

2. 密切监测和及时纠正水、电解质与酸碱平衡　ECMO 过程中要求常规定时测定 Hct、胶体渗透压、动脉或静脉血气分析及血浆电解质浓度。通过常规补液和使用血浆制品、配合使用利尿剂或超滤技术，维持血浆胶体渗透压在 18 mmHg 以上；补充缺失的电解质成分、使用碱性药物纠正代谢性酸中毒，尽可能及时纠正 ECMO 过程中水、电解质和酸碱平衡紊乱。要维持 ECMO 过程中正常的水、电解质和酸碱平衡，除有赖于机体的自身调节功能及临床处理外，更有赖于 ECMO 为全身组织提供有效血流灌注。

3. 保持静脉引流通畅　保持通畅的静脉引流可减少毛细血管内液体成分渗出、维持肾血液循环和肾有效的滤过功能，避免全身性组织间隙水肿。

4. 肾脏替代治疗　ECMO 过程中严重的水、电解质和酸碱平衡紊乱常需要使用血液过滤或透析等方法对肾内环境调节功能进行替代性治疗。

十一、多器官功能衰竭

多器官功能衰竭是指同时或序贯发生两个或两个以上器官或系统功能障碍或衰竭，以致机体不能维持自身内环境稳态，从而影响全身内环境稳定的临床综合征。多器官功能衰竭是 ECMO 支持治疗的对象；同时也是长时间 ECMO 支持患者终末期常见并发症，是 ECMO 治疗失败及患者死亡的主要原因之一。临床表现为心、脑、肺、肾、肝和胃肠等生命重要器官的功能不全。

（一）原因

1. 术前器官功能受损　需要 ECMO 支持的危重患者术前均存在循环或呼吸功能严重障碍。组织供血或供氧不足、代谢障碍及酸中毒等将导致不同程度的生命重要器官功能受损。ECMO 前的外科手术及患者经历体外循环，也是 ECMO 术前全身性损伤的重要因素。尽管在 ECMO 之前器官功能可能表现为基本正常，但器官功能受损可能仅处于相对稳定的临界状态。

2. 术中器官功能损伤　上述所有导致生命重要器官损伤的各种因素都可能成为导致 ECMO 术中或术后多器官功能障碍综合征的原因，特别是 ECMO 人工装置非生物表面诱发的全身性炎性反应、缺血或缺氧后组织再灌注损伤、广泛血栓形成引起微循环障碍、脓毒症等，是导致或加重 ECMO 患者多器官功能障碍综合征的重要因素。

（二）预防及处理

1. 全面的监测　ECMO 过程中除需要进行普通的血流动力学如血压、末梢循环、尿量、中心静脉压及机体内环境改变等监测外，还需要常规监测肺动脉楔压、心排血量、心脏收缩状况及肺血管阻力的动态变化，以保证循环系统功能稳定和生命重要器官的组织灌注。此外，还需要密切关注患者凝血功能、肝肾功能、中枢神经系统功能及肺气体交换功能等生命重要器官功能及全身性感染相关指标的变化。

2. 及时评价和综合处理　目前对多器官功能衰竭缺乏特异的干预手段，预防就是最好的治疗。ECMO 过程中尽可能保证全身组织的灌注和维持良好的机体内环境。动态评价各生命重要器官功能的变化，在出现功能损害征象时，一方面需要及时分析原因，避免导致新的损害；另一方面，在单一脏器功能受损时进行及时的治疗或脏器功能的相关辅助，避免器官功能障碍所致相邻器官并发症。特别需要注意积极预防及控制全身性感染。

3. 重视全身性营养支持　ECMO 是对危重患者持续较长时间的支持治疗措施，由于患者术前存在不同程度的病理生理状态，以及 EC-MO 过程中人工呼吸和循环导致难以避免的非生理状态对机体内环境的持续影响，此过程中合理的全身性营养支持，如保持充分的能量供应和及时纠正低蛋白血症等，可提高患者对 ECMO 支持的耐受能力和帮助生命重要器官功能恢复。

4. 及时建立和撤除 ECMO　一旦患者符合 ECMO 上机指征，应尽快建立 ECMO 并仔细调整 ECMO 相关参数，以为患者提供充分有效的心肺支持，缩短机体全身性缺血和缺氧时间，减轻 ECMO 前重要生命器官的损伤。在 ECMO 过程中，密切注意患者自身循环和呼吸功能的恢复情况，在心肺功能得到充分恢复后及时调整辅助参数，并适时将人工呼吸和循环逐渐过渡到自身呼吸循环，避免不必要的长时间辅助。现有的 ECMO 支持因其装置的结构和生物相容性仍存在不同程度的缺陷，以及其对血液系统的损伤和其非生理状态血流，在为循环或呼吸系统功能提供支持的同时，难以避免通过血液及循环系统的异常改变对机体组织代谢及各器官功能产生负面影响。由于 ECMO 技术较为复杂，临床处理涉及几乎所有生命重要器官，各个环节均存在出现并发症的可能，且机体各生命重要器官或系统功能之间存在密切联系，在并发症的认识和处理方面，更需要进行综合评价和及时处理。随着 ECMO 支持时间的延长，各种并发症的发生率呈明显上升表现，因此，在 ECMO 支持过程中，一方面需要通过控制 ECMO 各种参数，以确保辅助效果；另一方面，需要对患者自身循环和呼吸功能的恢复情况及相关并发症的发生情况进行及时的阶段性评价和综合性处理。在循环或呼吸功能得到相对充分的恢复时，及时撤除 ECMO 支持，以减少并发症的发生。ECMO 治疗成功与否很大程度上依赖于对相关并发症的认识和处理。此外，为避免或减少相关并发症的发生，研发低损伤、安全及简单的 ECMO 系统，改善呼吸、循环系统的管理及安全的抗凝治疗，都将从不同方面改善心肺支持效果、降低 ECMO 并发症的发生率及死亡率。

（周明锴）

第十六章
ECMO 常见机械故障及处理

ECMO 转流过程中的机械故障影响 ECMO 的成功率和患者的治疗效果。ELSO 发布的资料显示了一些 ECMO 呼吸和循环支持中的常见机械故障，机械故障的预防和处理是 ECMO 成功不可或缺的重要指标。尽管目前 ECMO 设备和耗材得到不断完善，但是先进的设备和耗材仍会存在不足，人员规范化操作的不熟练，也可能引发各种与设备、耗材相关的机械故障。早期发现、及时处理这些机械故障，就有可能避免灾难性的损伤和后果。本章主要介绍 ECMO 期间常见的机械故障与处理。

一、离心泵故障

离心泵的运转反映的是流量和压力，日常工作中可能遇到以下几种情况。

1. **主机屏黑屏**　产生此故障的原因有：①电源、电池运转故障；②有些机器可能出现失耦联的情况；③机器运行时间过长，造成机器过热，离心泵停止工作。碰到此情况时，要及时通过手摇泵使机器运转起来，检查并排除故障。

2. **泵头泄漏**　在离心泵运转过程中，连接泵头的两端压力较大，如管道连接不紧密，会造成泵头端崩开，产生泄漏。因此，在连接管路时，务必连接紧密。ECMO 管路所有连接处应使用扎带扎紧固定（图 16-1）。ECMO 系统在运转过程中必须是密闭的，如果 ECMO 管路中负压端出现连接不紧密或者发生裂隙，ECMO 管路很容易进气（图 16-2）。

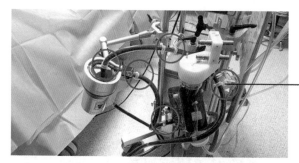

图 16-1　ECMO 管路连接处用扎带扎紧固定

扎带扎紧固定

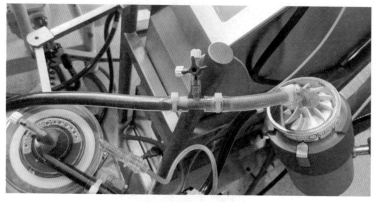

图 16-2　ECMO 管路进气

3. 流量不稳（低流量、零流量或负流量）　ECMO 的流量稳定是 ECMO 成功上机的重要标志（图 16-3），成人 ECMO 正常流量为 50~70 mL/(min·kg)（体重为 60 kg，正常流量为 3~4.2 L/min）。插管位置不良、插管选择过细、管路打折与栓塞、低血容量等因素，均可造成流量不稳，静脉回流不畅，进而出现低流量（图 16-4）、零流量或负流量（图 16-5）的情况。严重时会出现空穴情况，此时，系统为防止大量空气进入，会停止血泵运转。

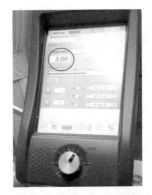

图 16-3 ECMO 流量正常

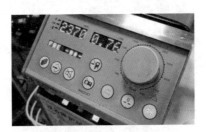

图 16-4 ECMO 低流量

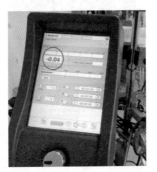

图 16-5 ECMO 负流量

4. 泵头血栓形成 泵头血栓形成的原因：抗凝不足，如 ACT、APTT 监测结果过低；静脉回流不畅引起的流量下降而转速不变；下机前，人为降低流量而忽略增加抗凝。当泵头血栓形成时，泵头会出现异响；严重者会出现溶血。因此，当发现泵头血栓形成时，应根据需要更换离心泵。

二、氧合器故障

氧合器故障主要表现为血浆渗漏、血栓及气栓形成、氧合器漏血等。常见的原因如下。

1. 血浆渗漏　氧合器发生血浆渗漏与氧合器材质相关，氧合器使用时间过长、氧合器的血流量过高、氧合器中气体交换膜损毁等可导致氧合器血浆渗漏。发生血浆渗漏应及时更换 ECMO 氧合器。

2. 血栓形成　尽管 ECMO 装置的人工材料因肝素涂层技术降低了血栓形成的发生率，但人体凝血系统仍会工作，特别是在抗凝不足的情况下，可导致血栓形成（图 16-6），氧合器中血栓发生的部位常常在血流缓慢或者血流淤滞不流通的部位。氧合器血栓形成的处理：血栓形成早期给予充分的抗凝药物，使 ACT、APTT 数值达标，多关注患者凝血功能。如氧合器中已发生存在大量的血栓并影响了 ECMO 的流量及氧合效果，应立即更换新的氧合器。

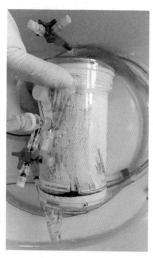

图 16-6　氧合器血栓形成

3. 氧合器漏血　氧合器漏血极少发生，偶尔发生于 ECMO 患者转运中，由于氧合器的位置安放不当或者氧合器脱落等造成氧合器上附属的侧支连接管部位发生断裂导致漏血。发生氧合器漏血时，应立即夹闭动、静脉管路并停止离心泵工作，快速更换损坏的侧支连接管或更换新的氧合器。

三、环路问题

环路是 ECMO 中最普通，也是最不可或缺的环节。因此，环路更应引起临床工作者的重视。常见的环路问题如下。

1. 环路的脱出或崩开　进行 ECMO 上机时，应考虑到可能出现的任何情况，因此要求环路的固定与连接慎之又慎，避免由于操作失误造成的环路脱出或崩开，此种情况一旦发生，就会对患者造成极大的伤害。

2. 环路进气　环路进气是临床操作中最常见的情况，预充时排气不充分，环路中接头松脱、破裂（图 16-7），经环路补液及与 CRRT 连接时，均可造成环路进气。如果空气进入管路并未注入患者体内，需要严格实施意外处理方法：立刻阻断或减缓气栓前方靠近患者的动脉管路，ECMO 立即停泵；开放动、静脉间的短路桥，同时夹闭静脉插管端，立刻调整呼吸机参数满足全身循环需要；启动 ECMO 泵，通过短路桥使动、静脉间建立连接，尽快排出管路内气体。如果气体已经进入患者体内，需要采取相应的保护措施。一旦 ECMO 系统如上所述停止运行后，根据患者体位尽可能采用头低脚高位，如果管路内的气泡排干净并确认无气栓后，重新开始 ECMO 支持，并采用较高流量，以维持较高血压，达到将体内气栓推向末梢远端的目的，最后查找进气原因并解决问题。

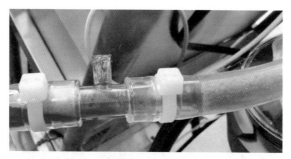

图 16-7　ECMO 管路三通接头破裂

3. 环路漏血或渗血　泵管的破裂会造成环路漏血或渗血（图 16-8），破裂的原因多为使用管道钳后部夹闭环路产生的剪切力损伤环路或环路连接时暴力操作等。因此，在环路上进行操作时，须时刻警惕，防止上述情况的发生。

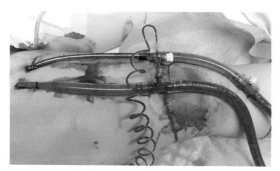

图 16-8　环路漏血或渗血

4. 环路连接部位血栓形成（尤其是与 CRRT 连接的部位）　环路连接过程中接头越多，越容易形成血栓。因此，应尽量减少连接接头。同时，ECMO 运行时，无法避免与其他机器相连，与 CRRT 机器的连接尤为常见。如 CRRT 机器管路发生打折（图 16-9）等情况，会使管路压力增高而报警，以及导致血栓形成。要求操作者能熟练运用 ECMO 与 CRRT 机器，减少连接部位血栓的发生。

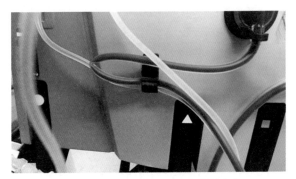

图 16-9　CRRT 机器的连接管打折

5.静脉回流不畅　多由于心功能较弱、插管位置不理想、环路打折等因素造成。日常工作时可使用彩超进行评估，保证流量稳定。

环路出现问题时，要求床旁工作人员有丰富的工作经验，能做出迅速的判断与处理。一般的处理方法：夹闭环路→停机→检查→解决→放开环路→转机。

四、变温水箱故障

变温水箱是 ECMO 仪器中的附属配件，作用是给患者保温，常见故障如下。

1.温度过低或过高　造成温度过低或过高的原因有水箱断电、开关未打开、水管打折、调节水温不合适等，须及时检查发现，保证温度正常。

2.水循环接头漏水　原因为接头处连接不紧密。发生漏水时应关闭水箱，寻找合适的管路连接。

3.水箱温度报警　温度报警常常由水箱内的水位过低、患者本身的体温过高、水箱的温度设置不当造成。处理：检查水位线，及时加入灭菌蒸馏水，必要时更换其他水箱。

五、空气-氧气混合器故障

空气-氧气混合器是保证氧气供应的重中之重，因此，在日常工作中要随时观察以发现问题，尤其要观察动、静脉颜色的差别。如是氧气源的问题，可先使用氧气瓶进行供氧，待问题解决。如是空气-氧气混合器问题，须及时更换备用空气-氧气混合器，以保证氧气供应。

（张　丽　李亚辉）

第十七章
ECMO 安全撤机

第一节　V–V ECMO 撤机

由于 ECMO 相关并发症可造成较为严重的临床后果，所以 ECMO 的撤机应尽早进行。目前，呼吸衰竭患者的 ECMO 撤机主要分为两种情况：一种情况为出现严重并发症（如颅内出血、消化道出血、ECMO 相关血流感染）、穿刺部位感染、病情不可逆、不可逆的意识障碍等问题；另一种情况为导致此次呼吸衰竭的病因已经去除或改善，且通过其他呼吸支持手段能够满足目前的气体交换需要。

V–V ECMO 撤机流程如下。

一、评估

目前对于 ECMO 撤机的评估及实施并无统一标准，仍有赖于各 ECMO 中心的临床经验。当 ECMO 支持水平低于心肺功能总体的 30% 时可考虑撤除 ECMO，而当支持水平仍维持在 30%~50% 时，无试验性脱机指征。绝大多数 ECMO 中心对于肺功能恢复情况的评估指标主要有原发病的控制及改善、肺顺应性、CO_2 清除能力、氧合情况及胸片情况等，当上述指标改善后可考虑撤除 ECMO 装置。部分 ECMO 中心将相同支持条件下潮气量的恢复及 CO_2 清除能力改善视为肺功能恢复的标志，以此作为试验性脱机的起点而将撤机时间进一步提前。

二、试验性脱机

V-V ECMO 的试验性脱机通过直接关闭 ECMO 气流的方式进行，而无须对 ECMO 血流量进行调整。部分 ECMO 中心试验性脱机前血流量降至 2 L/min 以下，甚至更低，此时血栓发生风险较高，应谨慎进行。

试验性脱机具体方法如下。

（1）调节呼吸机参数至可接受水平（呼吸频率 10~30 次/min、FiO_2 40%~60%、潮气量 < 6 mL/kg、平台压 < 30 cmH_2O、PEEP < 10 cmH_2O）。

（2）V-V ECMO 血流量不变，抗凝不变，关闭 ECMO 气流。

（3）监测 SaO_2、$PaCO_2$、气道压力、呼吸频率、潮气量等变化。

（4）监测时间 24 h。

对于各项指标符合要求的患者（SaO_2 > 95%、$PaCO_2$ < 50 mmHg），可考虑撤离 ECMO；对于单纯 $PaCO_2$ 升高的患者，可评估更换为较为简易的体外二氧化碳清除（$ECCO_2R$）装置。

三、拔管

（一）肝素的停用

ELSO 指南中，要求拔管前停用肝素至少 30~60 min，以减少拔管过程中及拔管后的出血风险。但对于停用肝素的时机仍存有争议，立即停用肝素将导致凝血功能快速失衡，引起机体凝血加强，形成血栓的风险大大增加。因此建议拔管前不必立即停用肝素，而在 24 h 内逐渐减停，使机体的凝血功能能够形成新的平衡，以减少相关并发症的产生，拔管后继续给予低分子肝素抗凝。

（二）管路的撤除

（1）经外科切开后留置的管路，应在外科修补后拔除。

（2）经皮穿刺留置的管路，可局部压迫穿刺口后拔除，但压迫力量不宜过大，以避免插管远端可能存在的血栓脱落，拔管瞬间可有少量血液随拔管溢出，应采取适当力度压迫止血。

（3）腔静脉压力较低或自主呼吸较强的患者，拔管过程中有气体经穿刺通道入血造成气体栓塞的风险，对于此类高风险患者可将管路尽量放平、维持气道正压，必要时可使用机械通气的吸气末暂停、短暂应用肌肉松弛剂等方法。

（4）静脉穿刺部位局部压迫 30 min 以上，动脉穿刺部位局部压迫 60 min 以上，其间切勿反复观察出血情况，压迫相应时间后仍有出血须继续压迫 20~30 min。

（5）撤除后 6 h 以内：①保持平卧；②减少屈腿、翻身；③翻身采用平板滚动法；④前 2 h 以内每半小时检查伤口渗血情况，以后每小时检查 1 次；⑤若为股动脉穿刺，应每小时检查足背动脉搏动情况。撤除后 24 h 内使用超声评估患者肢体血流及血栓形成情况。

第二节　成人 V–A ECMO 撤机

患者心肺功能充分恢复，呼吸机设置和正性肌力药物用量减到最小，各项指标符合下列情况时可考虑试行停止 ECMO。①心功能恢复：血流动力学参数正常，脉压恢复正常，动、静脉血氧饱和度恢复正常，心电图正常，超声心动图收缩舒张功能正常。②肺功能恢复：在不改变呼吸机和 ECMO 辅助参数情况下出现动脉氧分压增加或二氧化碳分压降低、气道峰压下降、肺顺应性增加、动脉氧含量增加、血气和水电解质正常、二氧化碳含量减少和胸部 X 线片改善。如 ECMO

支持 1 周后出现不可逆的脑或肺损伤、其他重要器官功能衰竭或顽固性出血，应终止 ECMO。

一、V-A ECMO 撤机指征

ECMO 辅助期间血流动力学平稳，当机械通气达到 $FiO_2 < 50\%$，气道峰压 $< 30\ cmH_2O$，$PEEP < 8\ cmH_2O$，血气指标满意，可逐渐降低氧合器氧浓度，并逐渐减低辅助流量（$< 1\ L/min$），观察患者生命体征，当流量降至正常血流量的 10%~25% 后，仍能维持血流动力学稳定，血气指标满意，可考虑停机。

二、V-A ECMO 撤机

综合评估患者各项指标，如超声心动图显示心肌收缩情况改善，心功能评估指标如射血分数（EF）>40%、心肌酶及心肌标志物呈下降趋势；血气值如 PaO_2、$PaCO_2$、pH 值、乳酸（Lac）浓度、HCO_3^- 等循环指标稳定；血流动力学指标如收缩压、脉压、CVP 等接近正常值，可进入撤机测试流程。

（一）撤机测试

逐渐减少辅助循环流量，降至心排血量的 10% 或 0.5~1.0 L/min；减少强心剂的使用剂量，多巴胺、多巴酚丁胺 $< 10\ \mu g/(kg\cdot min)$，MAP、CVP、$SvO_2$ 无大变化，此时可考虑撤机。V-A ECMO 撤机测试需要循序渐进，缓慢测试判定心肺功能的恢复情况，V-A ECMO 的撤机测试以逐渐减低辅助流量为基础，当辅助流量占患者心排血量的 10% 以下时，可以通过直接夹闭动、静脉插管连接部位的 ECMO 管路，同时开放动、静脉管路间短路来维持 ECMO 系统循环，观察循环、呼吸功能的改变。通常撤机测试的时间可以根据原发病变的严重程度来判定，往往增加血管活性药物及增加呼吸机辅助支持的条件 60 min 后依然可以维持有效的血流动力学及呼吸功能时，即可考虑拔

除动、静脉插管。

(二) V-A ECMO 撤机步骤

V-A ECMO 撤离时要有正常平稳的动脉血气指标和乳酸水平，并在超声指导下进行。在超声确定有充分的心室充盈和射血时，逐步增加呼吸机和正性肌力药物的支持，同时渐减 ECMO 流量，再检查血气、乳酸的水平，从而确定有充分的气体交换和氧气供应。当 ECMO 全流量时，混合静脉血氧饱和度常在 90% 以上，而较低的混合静脉血氧饱和度（60% ~70%）提示心功能恢复。随着心功能的改善，ECMO 逐步撤离，更多的血进入肺循环而氧分压逐渐降低。在拔管前，可在循环管道增加一处动静脉桥（如果之前没有安装），从而试停 ECMO。撤离时首先应探查并仔细检查插管位置，夹闭动、静脉管道，停机，并保持动静脉桥开放，通常先拔除动脉插管。先看清并控制好相应血管，钳闭动脉插管，然后拔除插管，最后修复血管。如患者较为紧张，可给予镇静剂。给予肌肉松弛剂，防止拔管时空气吸入静脉系统。拔管前要严格消毒铺单，拔出插管，认真清创，仔细修复血管，缝合皮肤伤口，覆盖无菌敷料。

第三节　新生儿 V-A ECMO 撤机

一、新生儿 V-A ECMO 撤机评估

V-A ECMO 患儿临床症状改善，血流动力学稳定，心功能改善，正性肌力药物指数持续下降，考虑做 ECMO 试停试验。

二、新生儿 V-A ECMO 撤机方法

(一) V-A ECMO 试停技术

试停试验前，将 ECMO 流量以 20 mL/h 的速度逐渐降低，同时提

高呼吸机参数设置；当 ECMO 流量降至 50 mL/min，机械通气调整为完全支持状态，此时可以夹闭插管，进入静脉—桥连接—动脉转流模式，为防止插管凝血，每 5 min 打开静脉插管，夹闭桥连接，打开动脉插管冲刷一次，持续 8~10 s，然后夹闭插管，恢复桥连接。夹闭插管状态下，血气满意即可进入拔管程序。

（二）V–A ECMO 非试停技术

将 ECMO 流量以 20 mL/h 的速度逐渐降低，同时提高呼吸机参数设置，最终 ECMO 流量降至 50 mL/min，观察 2~3 h，患儿生命体征和血气各项指标良好，则直接进入拔管程序。

（三）插管拔除

在无菌状态下，拔除插管并结扎动、静脉，拔除静脉插管时须使患儿处于吸气相，同时按压肝脏，防止形成静脉气栓，操作完成后给予鱼精蛋白中和（1 mg/kg）。

（刘　英　郭　燕）

第十八章
ECMO 典型病例解析

病例 1

◆ 病史

患者，郭某，男，49 岁，因"发作性胸痛 10 h，意识不清 7 h"急诊入院。患者 10 h 前无明显诱因出现胸痛，呈胸骨后压迫样闷痛，伴后背及左肩部不适，自行口服药物（硝苯地平缓释片 1 片、阿司匹林肠溶片 1 片）效果欠佳，约 7 h 前至当地医院，到达急诊时突发意识丧失、呼吸与心搏骤停。

既往高血压 10 年，血压最高 180/102 mmHg；吸烟史 20 年，2 包/d；饮酒史 5 余年，2~3 两/d。

◆ 入院体格检查

患者意识丧失，神志浅昏迷，无心搏、呼吸，双侧瞳孔散大，对光反射迟钝。

◆ 辅助检查

（1）当地心电图示：心房颤动伴快速心室率，急性广泛前壁心肌梗死。

（2）肌钙蛋白（cTnT）0.043 ng/mL。

◆ 诊断

冠心病，急性广泛前壁心肌梗死；心肺复苏后；V-A ECMO 术后；缺血缺氧性脑损伤。

◆ **重症救治过程**

接到求救电话，ECMO 团队火速到达抢救现场，仅用 60 min。启动 ECMO 至上机成功，仅用 20 min。给予 V-A ECMO 19 min 后，恢复窦性心律。启动 V-A ECMO 前后心电监护见图 18-1、图 18-2。

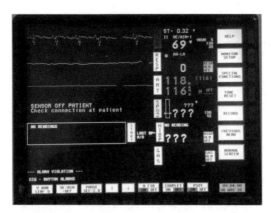

图 18-1　启动 V-A ECMO 前心电监护

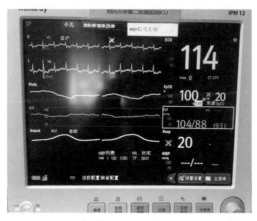

图 18-2　启动 V-A ECMO 后心电监护

转运途中，争分夺秒，给予血管活性药物维持血压稳定。8 月 30 日晨 7：00 急诊转入我院 ICU，进一步完善检验、检查，请会诊。心电图示：急性前间壁心肌梗死，下壁、广泛前壁 ST-T 改变（图 18-3）。肌钙蛋白（cTnT）2.09 ng/mL，肌红蛋白（MYO）>3 000 ng/mL，肌酸激酶同工酶 MB（CK-MB）228.6 ng/mL，肌酐（Cr）138 μmol/L。

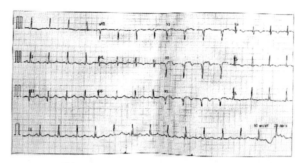

图 18-3　V-A ECMO 后心电图

8 月 30 日晨 8：30，ECMO 保驾下 CAG（冠状动脉造影）+急诊经皮冠状动脉介入术（PCI）（图 18-4），9：20 ECMO 保驾下急诊 DuoFlo［DuoFlo 双导管套组将血液引至体外处理（降温、加温、添加药物），再重新注入体内将定器官或区域。该技术精准迅速，可避免全身系统效应］（图 18-5）。8 月 30 日 8：30—11：00，PCI+DuoFlo 成功，挽救心肌的同时尽可能减少了大脑神经系统损害。梗死的血管开通后，患者生命体征逐渐平稳，血管活性药物逐渐减停。11：00 返回 ICU，患者无尿。急诊查 Cr 325 μmol/L，果断行 CRRT。

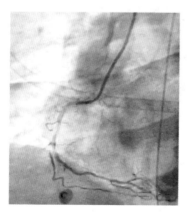
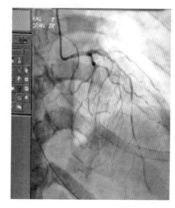

图 18-4　ECMO 保驾下急诊 PCI

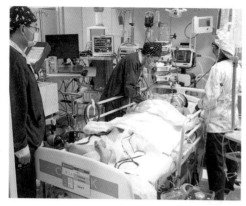
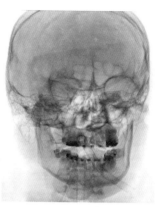

图 18-5　ECMO 保驾下急诊 DuoFlo

术后综合管理，涵盖 DuoFlo、ECMO、血液净化、机械通气四大方面的相关支持与监测，具体包括体温、意识、瞳孔、颅内压、CVP等多项指标监测及抗凝、支气管镜、呼吸道管理等监测措施。

8 月 31 日 16：00，DuoFlo 上机期间，脑部温度达 27 ℃，维持18 h（通常时间为 12~24 h）。复温：每小时温度升高 1 ℃，约 10 h 达正常体温后，DuoFlo 成功撤机。

9 月 1 日 11：00，V-A ECMO 上机期间，ACT 170~180 s，APTT 60~80 s。心脏彩超评估心脏功能，降低 ECMO 流量，血流动力学平稳。ECMO 成功撤机。

9 月 5 日 10：30，V-A ECMO 撤机后第 4 天，减停镇静镇痛药物，患者逐渐清醒，呼吸机条件低，撤机试验通过。呼吸机成功撤机。

9 月 6 日 11：00，患者尿量恢复，Cr 正常。CRRT 成功撤机。病情稳定后，转入普通病房继续接受治疗。11 d 后，患者康复出院。

◆ **出院及转归**

患者神志清楚，无胸闷、胸痛等不适，可正常交流。查体：体温（T）36.8 ℃，脉搏（P）83 次/min，血压（BP）116/67 mmHg，呼吸（R）18 次/min。双肺呼吸音粗，双下肺未闻及干、湿啰音，心律齐，各瓣膜听诊区未闻及病理性杂音，四肢肌力、肌张力正常，无神经系统体征，心肌酶指标基本正常，心脏彩超提示 EF 48%。

◆ **分析**

本例患者为 ECPR 成功救治心搏骤停的典型案例，也是以 V-A ECMO 为核心的多器官功能支持的具体表现。患者急性心肌梗死、心源性休克，第一时间给予 V-A ECMO 辅助心脏，改善全身循环，给予高级生命支持，并在其支持下急诊行 CAG+PCI 开通血管，同时在介入下行 DuoFlo 脑保护，严格温度管理，1 d 后撤去 DuoFlo 脑保护，后续患者肌酐进行性升高，持续少尿，进一步加强器官功能支持，行床旁 CRRT 治疗，维持水、电解质及酸碱平衡，2 d 后撤去 V-A ECMO 支持，循环稳定后尿量逐渐恢复，逐步撤去 CRRT，通过多器官功能支持，患者 8 d 后由 ICU 转入心内科普通病房。出院时神志清，可正常交流，无胸闷及胸痛症状，尿量正常。无明显后遗症。

本例成功的原因：①首诊医院诊断明确，及时有效地行 CPR，为后续治疗赢得时间；②我院及时进行 ECPR，加强高级生命支持；③ V-A ECMO 护航下行冠状动脉造影及支架植入术，及时开通血管，解除病因；④行 DuoFlo 脑保护，针对脑细胞缺氧不耐受，改善预后；⑤进一步器官功能支持及辅助治疗。V-A ECMO 不论在早期 ECPR 中，还是在后续为 PCI 护航中，甚至在 DuoFlo 脑保护及其他器官功能支持中都是核心点。

（郭　燕）

病例 2

◆ **病史**

患者，陈某，男，28 岁，体重 80 kg，因"外伤后全身多处疼痛 12 h"入院。12 h 前因车祸致骨盆骨折及左下肢严重挤压变形，左侧小腿开放性骨折，左下肢皮肤及软组织大面积毁损伴出血、创口污染，右下肢股动脉未触及搏动，伴剧烈腹痛，CT 检查提示左侧腓骨中段粉碎性骨折、腹部闭合伤，给予简单包扎，并行止血、输血、补液治疗，监测血压进行性下降，血红蛋白进行性降低，应用去甲肾上腺素至 1.5 μg/(min·kg) 仍不能有效维持血压。为进一步治疗，紧急给予 V-A ECMO 支持。

既往体健，10 年前局部麻醉下行左前臂骨折固定术。

◆ **入院体格检查**

T 36.8 ℃，R 23 次/min，P 103 次/min，BP 106/63 mmHg［去甲肾上腺素 1.5 μg/(min·kg)］，神志昏迷，双侧瞳孔等大等圆，直径 1 mm，对光反射迟钝，全身多处擦伤，右颈部可见 ECMO 置管，少量渗出；腹部膨隆，无腹肌紧张，双下肢肌张力高，右下肢皮温低，未触及足背动脉搏动，左下肢有大量敷料包裹，见明显血性渗出。

◆ **辅助检查**

（1）当地 CT 检查示：脾挫裂伤，右肾挫裂伤可能性大；腹盆腔少量积液；双侧耻骨及坐骨骨折；第 1~5 腰椎椎体未见明显异常。

（2）当地双下肢血管造影示：右侧髂总、髂外动脉及右下肢血流消失。

（3）当地 X 线检查示：左侧胫、腓骨中段粉碎性骨折。

◆ **诊断**

（1）多发伤：①腹部闭合伤：脾挫裂伤，右肾挫裂伤？②双侧耻骨骨折。③坐骨骨折。④左侧胫、腓骨粉碎性骨折。⑤左下肢皮肤剥脱。⑥左下肢软组织损伤。⑦右下肢动脉闭塞。

（2）创伤性休克。

（3）失血性休克。

（4）代谢性酸中毒。

（5）高乳酸血症。

（6）V-A ECMO 术后。

◆ **重症救治过程**

该病例患者因创伤性休克、失血性休克致血压难以维持，需行 V-A ECMO 支持治疗，但患者左下肢毁损须行急诊手术，右下肢自髂动脉起未见血流信号，双下肢均无法行 ECMO 置管，为挽救患者生命，选择右侧颈总动脉、颈内静脉行 ECMO 置管（图 18-6），并行床旁无创脑氧监测（图 18-7），实时了解双侧大脑血供、氧供情况。在 ECMO 支持下积极输血、补液，并急诊行"左小腿截肢术+右大腿截肢术"。

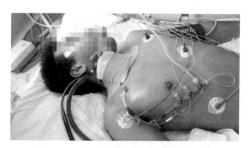

图 18-6　成人颈部 V-A ECMO

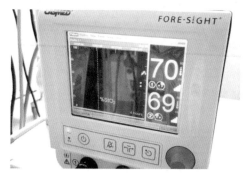

图 18-7　无创脑氧监测

术后患者血压逐步稳定，ECMO 支持约 20 h 后，停用血管活性药物，ECMO 流量 1.5 L/min，血压维持约 110/60 mmHg，经皮动脉血氧饱和度（SpO_2）95% 以上，于上机 23 h 后撤离 ECMO 支持。

撤机过程：暴露右侧颈总动脉、颈内静脉，可视下分离血管、拔除置管、缝合血管，期间经皮监测脑氧饱和度，分层缝合软组织及皮肤。

◆**转归**

患者双下肢多次清创手术后，感染逐步控制，神志转清，顺利拔除气管插管（图 18-8），复查头颅 CT 未遗留明显神经系统后遗症（图 18-9）。查体：T 36.5 ℃，P 78 次/min，BP 126/69 mmHg，R 18 次/min。于入院第 40 天转入骨科继续治疗。

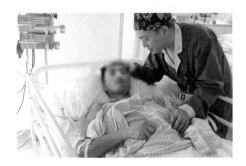

图 18-8　拔除气管插管后

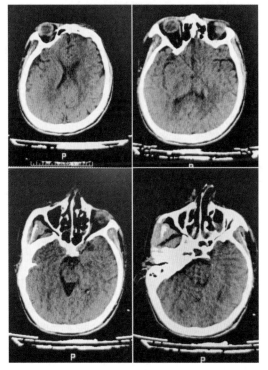

图 18-9　复查头颅 CT

◆**分析**

本例为 V-A ECMO 成功救治创伤性休克的典型案例。该患者入院时处于休克状态，大剂量血管活性药物应用、积极输血补液仍不能有效维持血压，结合患者情况，需行 V-A ECMO 辅助维持血压。常规 V-A ECMO 置管选择股动、静脉，但该患者情况特殊，左下肢损毁伤并持续出血须急诊手术治疗，右下肢髂动脉以下闭塞，双下肢均不能支持 V-A ECMO 置管。

为挽救患者生命，是否可经颈部血管行 ECMO 置管？颈部 V-A 置管是否会导致脑血流减少，进而导致脑灌注不足，出现相应缺血缺氧性损伤？目前还没有颈部 V-A ECMO 的文献资料。经讨论，为挽救患者生命，选择经颈部血管置管。为尽可能地减少对脑灌注的影响，动脉置管选择较细的 14 F 型号，并实时监测患者脑氧情况；撤机时同样行床旁无创脑氧实时监测，了解撤机修补血管过程中患者的脑氧情况。

成功给予 V-A ECMO 支持后，积极补充血容量、纠正休克，并在其支持下急诊行"左小腿截肢术+右大腿截肢术"，术后患者生命体征逐步平稳。

抗凝管理也是 ECMO 治疗期间的一个重要部分，该患者左下肢仍有活动性出血，抗凝管理须结合患者具体特点，我们选择上机后暂不应用肝素，并尽早行手术治疗，术后 ACT 维持在 160~180 s，在此条件下，患者 ECMO 运转顺利、术后伤口仅少量渗血，并于 V-A EC-MO 支持 23 h 后，成功撤机，未遗留明显神经系统后遗症。

本例成功的原因：①首诊医院处理及时，并积极完善相关检查，为后续治疗赢得了宝贵时间、提供了参考资料；②合理选择置管部位，我院克服困难选择颈部血管行 ECMO 置管，加强高级生命支持；③及时的外科手术，在 V-A ECMO 护航下急诊行"左小腿截肢术+右大腿截肢术"，解决了持续损伤因素；④合理的抗凝管理，既保证了 EC-MO 机器正常运转，又避免了伤口大量出血。

（黄少轩）

<h2>病例3</h2>

◆ **病史**

患者，华某，男，4 岁 8 个月，于 2019 年 8 月 22 日不慎从家中（23 楼）坠落，头部及左下肢受力，伤后昏迷，伴鼻腔出血，周身可见呕吐物，急诊至当地医院就诊。入当地医院后查头颅 CT（图 18-10A）提示：蛛网膜下隙出血，脑挫伤，脑肿胀，右侧额颞顶区硬膜下血肿，行"颅内血肿清除术+去骨瓣减压术"。后复查头颅 CT 提示再出血，双侧枕区及左侧颞顶区硬膜外血肿（图 18-10B，图 18-10C），行"双侧枕区及左侧颞顶区硬膜外血肿钻孔引流术"。

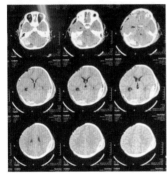

A.8 月 22 日

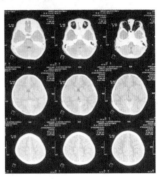

B.8 月 23 日

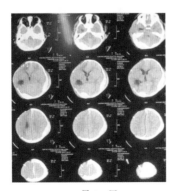

C.8 月 24 日

图 18-10　头颅 CT 影像

患者病情进行性加重，胸部 CT 检查提示双肺挫伤，肺部炎症进行性加重（图 18-11），并出现急性呼吸窘迫综合征（ARDS）。

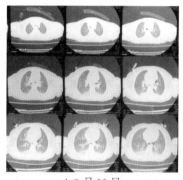 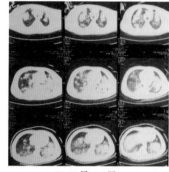

A.8 月 23 日　　　　　　　B.8 月 25 日

图 18-11　胸部 CT 影像

患者呼吸机条件逐渐升高，氧合仍难以维持，8 月 26 日突发心搏骤停，给予心肺复苏后恢复自主心律，氧合仍差，严重低氧血症，急联系我院行 V-A ECMO 治疗。置管位置及方式：右侧颈内动、静脉切开置管。置管型号：动脉 14 F，静脉 16 F。转速 2 400~2 500 r/min，流量 1.6~1.8 L/min。ECMO 顺利转机后患者血压及氧合改善，术后急转入我院。

◆ **入院体格检查**

生命体征：T 36.6 ℃，P 128 次/min，R 29 次/min，BP 88/42 mmHg。SpO$_2$ 76%，浅昏迷，应用镇静镇痛药物，经口气管插管呼吸机辅助呼吸，双侧瞳孔不等大，左侧瞳孔直径约 3 mm，右侧瞳孔直径约 4 mm，对光反射均迟钝，右侧头颅去骨瓣减压，敷料覆盖，双侧枕部可见 2 根硬膜外引流管，右颈部可见 ECMO 置管，双肺听诊呼吸音粗，可闻及干、湿啰音，心脏听诊无杂音，腹膨隆，肝脾肋缘下未触及，叩诊鼓音，移动性浊音阴性，肠鸣音弱，左下肢外固定。

◆ **辅助检查**

血常规：白细胞计数（WBC）6.95×10^9/L，中性粒细胞百分数

76.8%，红细胞计数（RBC）3.44×10^{12}/L，血红蛋白 99 g/L，血小板计数 56×10^9/L。感染标志物：降钙素原（PCT）20.76 ng/mL，白介素-6（IL-6）112.4 pg/mL。静脉血气分析：pH 7.285，PCO$_2$ 44.9 mmHg，PO$_2$ 23.4 mmHg，Lac 2.0 mmol/L，HCO$_3^-$ 20.6 mmol/L，标准碱剩余（SBE）-4.9 mmol/L。肝肾功能及电解质未见明显异常。

肺部超声见 B 线明显增多（图 18-12A），提示肺水肿，下肺可见碎片征（图 18-12B），提示肺实变。

心脏彩超提示心功能尚可，右心室变大，下腔静脉回流不畅（图 18-13）。考虑 ALI（急性肺损伤）/ARDS 肺动脉高压导致。肺动脉高压原因分析：间质性肺水肿，机械通气（气道平台压过高及高 PEEP 应用）。

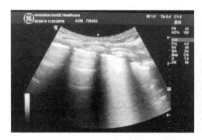
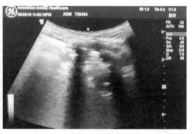

A. B 线明显增多　　　　　　　　　B. 可见碎片征

图 18-12　肺部超声

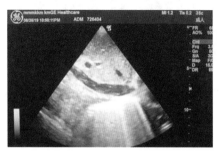

图 18-13　心脏彩超

◆**诊断**

①急性呼吸窘迫综合征；②肺部感染，呼吸衰竭；③重型颅脑损伤；④左股骨干骨折。

◆**重症救治过程**

入科半小时后出现病情变化，呼吸次数明显增加，60 次/min，SpO_2 波动在 45%~90%。针对 pARDS（儿童急性呼吸窘迫综合征）采取肺保护性通气策略：①潮气量设置个体化，4~6 mL/kg（预测体重）（肺顺应性差）；②滴定 PEEP，10~15 cmH_2O；③控制平台压；④肺复张；⑤俯卧位通气；⑥允许性高碳酸血症。给予充分镇静镇痛及呼吸支持治疗后患者呼吸状态好转，呼吸频率降至正常水平，血氧饱和度升至 99%。

经治疗后患者肺部情况逐渐好转，经充分评估后顺利行 ECMO 撤机。图 18-14 为 ECMO 撤机后复查胸部 CT 影像（9 月 4 日）。

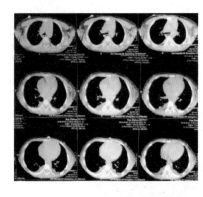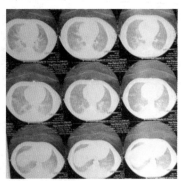

图 18-14　ECMO 撤机后胸部 CT 影像

◆**出院及转归**

患者病情逐渐好转，5 h 后顺利撤去 ECMO，15 d 后顺利脱离呼吸机，27 d 后神志转清，可正常交流，鼻导管吸氧下氧合可，左侧肢体肌力欠佳，后转入普通病房行康复治疗。

◆ 分析

该病例为 V-A ECMO 应用于小儿重度 ARDS 的成功案例，患儿受外伤，先后 2 次行颅内血肿清除术，合并左股骨骨折，严重低氧血症无法纠正，在充分评估出、凝血风险后给予 V-A ECMO 支持。ECMO 期间的抗凝管理至关重要，结合国内外 ECMO 应用于外伤患者的案例报道，ECMO 期间对该患者采取小剂量肝素抗凝，控制 ACT 在 140~160 s，APTT 波动在 40~60 s，其间严密观察出、凝血事件：每 6 h 手电照射检查管道和离心泵有无血栓形成；观察患儿四肢皮肤温度、颜色，避免皮肤压疮的发生；观察瞳孔大小、口鼻腔、消化道、呼吸道分泌物，以期早期发现出血，及时调整肝素用量。该患者 ECMO 治疗过程中未发生出、凝血事件。在 ECMO 及肺保护性通气支持下，积极采取限制性液体管理，量出为入，早期给予肠内营养，逐步减少静脉液体量，经过 20 多天的努力，患儿得到成功救治。

（宋豆豆）

病例 4

◆ 病史

患者，张某，男，54 岁，因"发热伴咳嗽、气喘 9 d，加重 2 d"于 2019 年 3 月 28 日急诊入院。患者入院前 9 d 因受凉后出现发热、咳嗽、咳白痰，体温达 40 ℃，有气喘，在当地诊所输液治疗（具体使用药物不详），疗效不理想。每于午后出现发热，体温达 39 ℃以上，伴纳差、乏力、恶心，2 d 前上述症状加重后就诊于当地某医院，给予无创通气吸氧、抗感染、止咳、祛痰等治疗，咳嗽、气喘无明显缓解，并出现胸闷、气短、氧饱和度进一步下降。为寻求进一步治疗，联系我科 ECMO 团队于当地医院行 V-V ECMO 上机，成功后急诊转至我院继续治疗。

既往体健，否认慢性病史、传染病史及外伤史、手术史。

◆ 入院体格检查

T 37.2 ℃，P 77 次/min，R 29 次/min，BP 127/55 mmHg。发育正常，营养一般，平卧位，面色晦暗，面容及表情焦虑，神志清楚，检查配合，眼睑膜无苍白，巩膜无黄染，双侧瞳孔等大等圆，直径约 3.0 mm，对光反射存在。双肺听诊管状呼吸音粗，肺底可闻及少量细湿啰音，四肢肌张力正常，生理反射存在，病理反射未引出。

◆ 辅助检查

（1）PCT 0.066 ng/mL，尿素 6.80 mmol/L，Cr 83 μmol/L，尿酸 178 μmol/L，WBC $9.90×10^9$/L，中性粒细胞百分数 87.2%，RBC $3.46×10^{12}$/L，血红蛋白 111 g/L，血小板计数 $131×10^9$/L。

（2）外院带入胸片示弥漫性间质性改变。

◆ 诊断

①重症肺炎（病毒性?），呼吸衰竭；②V-V ECMO 术后。

◆ 重症救治过程

1. 入院后初始治疗措施

（1）经验性广谱抗感染治疗：抗病毒、抗细菌、抗非典型病原体治疗。奥司他韦 150 mg，每日 2 次；莫西沙星 0.4 g，每日 1 次；舒普深（头孢哌酮钠舒巴坦钠）3 g，每 8 h 一次。

（2）寻找病原微生物：纤维支气管镜检查、支气管肺泡灌洗液（BALF）送镜检及培养；送上呼吸道常见病原体抗体检测，留取血培养及血 G 试验。

（3）清除感染灶：溴己新、氨溴索祛痰治疗；气道雾化；扩张气道。

（4）调节免疫：胸腺法新（日达仙）1.6 mg，每日 2 次。

（5）抗炎：血必净 50 mL，每日 2 次。

（6）其他：肠内营养支持，清醒 ECMO，贮氧面罩吸氧。

2. 后续病情变化及处理措施

（1）3 月 29 日，呼吸道病原体、抗体结果回报示流感病毒 A 型、

B 型，IgM 抗体阳性，提示近期或现症感染。

（2）3 月 29 日，血 G 试验（3 月 28 日留取）结果回报：1，3-β-D 葡聚糖 56.30 pg/mL。

（3）3 月 29 日，因氧合不佳，行无创机械通气。ECMO 条件：转速 2 000 r/min，流量 2.79 L/min，氧浓度 100%。患者相关体征：心率 54 次/min，SpO$_2$ 99%，BP 118/60 mmHg，呼吸频率 19 次/min。动脉血气分析结果：pH 7.479，PaCO$_2$ 31.1 mmHg，PaO$_2$ 99.9 mmHg，Lac 1.6 mmol/L，HCO$_3^-$ 22.8 mmol/L。

（4）3 月 30 日，患者病情无明显变化，为明确肺部情况，行床旁彩超检查示：胸膜线完整，未见明显 A 线，M 超示海岸征，可见大量 B 线，为火箭征典型表现，考虑患者双肺弥漫性间质性改变，未见明显胸腔积液表现。

（5）3 月 31 日，患者一般情况尚可，间断应用无创机械通气及面罩吸氧，患者指脉氧饱和度维持良好，开始逐步下调 V-V ECMO 支持条件，试验性下调 ECMO 氧浓度，观察患者耐受情况。血常规示：WBC 15.39×10^9/L，中性粒细胞百分数 97.3%。调整抗感染治疗方案，针对社区获得性阳性球菌导致的肺部感染，停止应用莫西沙星，改为利奈唑胺 0.6 g，每 12 h 一次。

（6）4 月 1 日，ECMO 氧浓度下调至 90%，SpO$_2$ 93%，PaO$_2$ 64.5 mmHg。痰培养结果回报示：革兰染色阳性球菌呈链状排列，但不能明确是否为污染、定植或感染，由于已应用利奈唑胺，暂不调整治疗方案。

（7）4 月 2 日，患者间断应用无创呼吸机及高流量吸氧，ECMO 氧浓度逐渐下调至 60%，患者 SpO$_2$ 维持在 96% 左右，PaO$_2$ 102 mmHg，Lac 3.6 mmol/L。WBC 12.56×10^9/L，中性粒细胞百分数 96.8%，患者 WBC 及中性粒细胞百分数无明显改善，一般状态无明显改善，拟再次调整抗感染治疗方案；停用头孢哌酮钠舒巴坦钠，改为泰能（亚胺培南西司他丁钠）1 g，每 8 h 一次。患者精神高度焦虑，予纳布啡镇痛联合右美托咪定镇静治疗。

（8）4 月 3 日，ECMO 氧浓度下调至 50%，患者 SpO_2 95%，PaO_2 81.9 mmHg。

（9）4 月 4 日，ECMO 氧浓度 21%，决定撤机。

（10）撤机后患者 SpO_2 进行性下降，呼吸型态恶化，点头样呼吸，大汗淋漓，诉胸闷气短，无创呼吸机支持下氧合难以改善。立即经口气管插管行有创机械通气，间断肺复张下，患者氧合缓慢回升至 98% 左右，PaO_2 81.4 mmHg。当日化验结果回报示：WBC 升至 $18.21 \times 10^9/L$，中性粒细胞百分数升至 97.4%，血小板计数降低至 $88 \times 10^9/L$，第一次留取 BALF（3 月 28 日）培养结果回报阴性。

（11）4 月 4 日，患者撤除 ECMO 后行有创机械通气，因患者 WBC、中性粒细胞百分数明显升高，患者体温亦明显升高，遂当天行纤维支气管镜检查及肺泡灌洗，BALF 再次送镜检涂片及培养、GM 试验。为强化抗感染治疗，加用替加环素 100 mg，每 12 h 一次。

（12）4 月 6 日再次行纤维支气管镜检查及肺泡灌洗，BALF 送病原学镜检及培养。

（13）4 月 8 日，第二次留取 BALF（4 月 4 日）镜检结果示少量革兰染色阴性杆菌，GM 试验回报未见明显异常。

（14）治疗至 4 月 9 日，患者持续存在发热，但呼吸机条件较插管时明显降低，呼吸机模式为压力控制通气（PCV），压力支持（PS）14 cmH_2O，PEEP 8 cmH_2O，FiO_2 45%，SpO_2 93%；WBC 升至 $22.77 \times 10^9/L$，中性粒细胞百分数升至 97.4%，血小板计数降低至 $35 \times 10^9/L$；结合 4 月 8 日 BALF 涂片镜检结果，决定再次调整抗感染治疗方案，停替加环素、利奈唑胺，改为多粘菌素 B 50 万 IU，每 12 h 一次，行强化抗感染治疗。

（15）4 月 10 日，患者呼吸机模式调整为自主呼吸模式，PS 12 cmH_2O，PEEP 5 cmH_2O，FiO_2 35%，SpO_2 92% 以上。无明显发热，WBC 降至 $15.05 \times 10^9/L$，中性粒细胞百分数 95.8%，血小板计数 $40 \times$

10^9/L，行脱机前评估。

（16）4 月 11 日，患者脱机成功后序贯无创机械通气及贮氧面罩、高流量吸氧。当天，第二次留取 BALF（4 月 4 日）培养结果回报示：多重耐药鲍曼不动杆菌感染。

（17）4 月 12 日晨查房，患者神志清楚，贮氧面罩吸氧，SpO_2 维持良好，可闻及声门部发出喘鸣音，但患者能正常发声，考虑喉头或声门水肿，予地塞米松及肾上腺素雾化吸入后改善；患者 WBC 17.38×10^9/L，中性粒细胞百分数 93.6%，血小板计数回升至 95×10^9/L。当日，第三次留取 BALF（4 月 6 日）培养结果回报：多重耐药鲍曼不动杆菌感染。

（18）4 月 12 日外出行胸部 CT 检查，如图 18-15 所示。

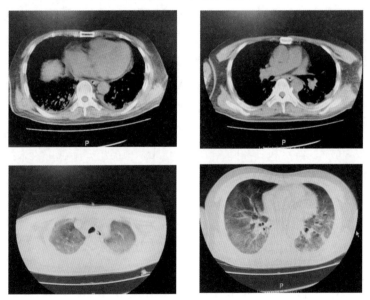

图 18-15　4 月 12 日胸部 CT 检查影像

（19）患者出现呼吸短促，动脉血气分析示 $PaCO_2$ 升高、PaO_2 降低，为 Ⅱ 型呼吸衰竭特征，排除气胸、胸腔积液、气道狭窄、痉挛及水肿原因后，结合患者呼吸型态，考虑为呼吸肌疲劳，间断应用无创呼吸机，加强营养支持，胸部 CT 提示患者肺严重间质性改变，为避免出现机化性肺炎，加用注射用甲泼尼龙琥珀酸钠 80 mg，每日 2 次。无创机械通气数小时后，患者呼吸困难难以缓解，呈痛苦貌、大汗淋漓，与患者家属沟通后再次经口气管插管接呼吸机辅助机械通气。

（20）治疗至 4 月 15 日晨，大剂量镇痛镇静药物应用下，患者烦躁不安，发现患者经口气管插管套囊漏气，拔除气管插管后序贯无创机械通气及贮氧面罩吸氧，患者呼吸型态及氧合维持尚可，遂决定暂不再次插管。

（21）4 月 16 日，患者氧合维持良好，呼吸型态尚可。

（22）4 月 17 日，患者 WBC 降至 8.97×10^9/L，中性粒细胞百分数 92.5%，血小板计数回升至 118×10^9/L，最高体温 37.1 ℃，因患者两次 BALF 培养结果回报多重耐药鲍曼不动杆菌感染，经强化抗感染治疗后效果良好，加用头孢哌酮钠舒巴坦钠 3 g，每 8 h 一次，拟于患者病情持续好转后，行抗生素降阶梯治疗，撤除多粘菌素 B。

（23）4 月 18 日，患者病情再次出现反复，查房发现患者呼吸型态异常，患者诉胸闷气短、呼吸困难，氧合维持不甚理想，行床旁彩超检查排除气胸。患者 WBC 迅速降低至 5.84×10^9/L，中性粒细胞百分数 80.7%，血小板计数降至 102×10^9/L。考虑患者肺部感染未能完全控制，病原微生物尚有其他真凶！结合患者重症病毒性肺炎后免疫抑制状态、肺结构性改变、高血糖应激状态、广谱抗生素覆盖、长期住 ICU 等危险因素，高度怀疑病毒性肺炎后曲霉菌感染；经验性加用伏立康唑 200 mg，每 12 h 一次，行抗曲霉菌治疗。

（24）4 月 19 日，患者脱离无创呼吸机，行高流量吸氧，吸入氧浓度 45%，SpO_2 可维持在 95% 以上，患者发热，热峰达 38.5 ℃，WBC 持续下降至 2.84×10^9/L，中性粒细胞百分数 90.8%，血小板 90×10^9/L。患者一般状况无明显改善，治疗效果并不满意，在患者吸氧条件不高的前提下，决定外出行胸部 CT 检查（图 18-16）。

（25）4 月 19 日，保留伏立康唑，加用卡泊芬净，强化抗真菌力度。停多粘菌素、头孢哌酮钠舒巴坦钠，因患者淋巴细胞及单核细胞计数仍较低，继续口服奥司他韦。

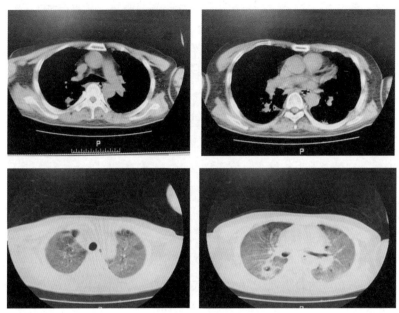

图 18-16　4 月 19 日胸部 CT 检查影像

（26）强化抗真菌感染治疗后，患者 WBC 逐渐回升至正常范围，提示严重感染得以控制，骨髓抑制逐渐解除。4 月 30 日，患者病情好转并维持平稳，顺利转出 ICU。

◆ **出院及转归**

患者神志清楚，无胸闷、呼吸困难等不适，可正常交流，氧合维持良好，查体生命体征稳定。听诊双肺呼吸音稍粗，未闻及明显干、湿啰音，心律齐，各瓣膜听诊区未闻及病理性杂音，四肢肌力、肌张力正常，生理反射存在，病理反射未引出。

◆ **分析**

该例患者因重症肺炎于当地医院救治无效，联系我科行 V-V ECMO 支持后长途转运回我院；入院后根据患者相应病史、症状、体征、化验结果及影像学表现，初步考虑为病毒感染导致，入院后检测流感抗体阳性，证实初步诊断正确，在抗流感病毒治疗同时行预防性广谱抗细菌感染治疗，经初步治疗后患者病情好转，复查胸部 CT 示病毒性肺炎处于好转期；但撤除 ECMO 支持后患者再次因呼吸衰竭行有创机械通气，经反复调整抗感染治疗方案，患者重症肺炎未见好转迹象，呼吸衰竭日趋严重，甚至出现骨髓抑制等严重感染征象，经分析，考虑患者并发病毒性肺炎后真菌感染（曲霉菌），在未行胸部影像学检查前提下对患者启动经验性抗曲霉菌感染治疗，启动抗真菌感染治疗后患者病情有好转趋势，呼吸机条件逐步下降，外出行胸部 CT 检查发现肺部多发空洞，证实患者肺部曲霉菌感染，为行强化抗曲霉菌感染的挽救性治疗，加用卡泊芬净行强化抗曲霉菌治疗，患者病情迅速好转，氧合改善，生命体征趋于稳定，一般情况好转，食欲改善，肠内营养顺利进行；经过积极治疗，患者病情稳定并最终转出 ICU 后，于呼吸科病房继续治疗，最终安全出院。本例患者的治疗启示：

（1）抗感染持续进行 48~72 h 后评估抗感染疗效，包括感染症状、体征、感染学指标、影像学改变等，必要时考虑调整抗感染治疗方案。

（2）针对肺部感染性疾病，入院后在应用抗生素之前留取病原微生物标本，如血培养、痰培养及涂片、BALF 涂片及培养、胸腔积液涂片及培养，必要时多次送检，积极追踪培养及药敏结果。

（3）正确的早期抗感染治疗方案应结合患者病史、症状、体征、影像学表现、基础疾病、当地流行病学等因素进行充分权衡，针对非重症患者，首先考虑广谱单药治疗，若为重症患者或合并有多重混合感染可能时，考虑联合用药。

（4）正确的早期经验性抗生素选择直接决定患者预后，故早期正确的抗感染治疗至关重要。

（杜　航）

病例 5

◆ 病史

患者，张某，男，48 岁，以"外伤后意识不清 7 h"急诊入院，患者 7 h 前因车祸外伤后意识不清，伴全身多处出血、肿胀，急诊至当地医院，给予头部伤口包扎止血、胸腔闭式引流、大量输血、补液、大量升压药物应用，效果不理想，血压仍处于 80/40 mmHg 以下，急诊入院，既往否认特殊病史及过敏史。

◆ 入院体格检查

T 36.5 ℃，P 131 次/min，R 26 次/min（呼吸机），BP 波动于 60/40 mmHg 以下（升压药应用），神志深昏迷，头部敷料渗血，双侧瞳孔 6 mm、固定，左肺呼吸音低，双肺可闻及湿啰音，左胸腔闭式引流通畅，引流血性液体。双侧腕部肿胀，可触及骨擦感，右大腿肿胀，深、浅反射均消失，病理反射未引出。

◆ 辅助检查

（1）当地 CT：蛛网膜下隙出血，左颞顶部头皮血肿，右颧骨骨折，双侧多发肋骨骨折，创伤性湿肺，左侧液气胸，左侧胸壁及上纵隔积气，第 9 胸椎棘突骨折。

当地 DR：双侧尺、桡骨远端骨折，右下尺桡关节脱位，左手第 5 掌骨骨折，右股骨远端粉碎性骨折。

ECMO 上机前床旁彩超粗测：心腔不大，无节段性运动异常，射血分数 53%，左侧腹股沟韧带下 1 cm，股动脉 4.0 mm，股静脉 3.8 mm。

（2）实验室检查：

血常规：WBC 1.29×10^9/L，Hb 40 g/L，Hct 11.2%，血小板 28×10^9/L。

凝血功能：凝血酶原时间（PT）21.7 s，APTT 80.9 s，纤维蛋白原（Fbg）0.98 g/L。

动脉血气分析：pH 7.238，HCO_3^- 16.0 mmol/L，Lac 16.0 mmol/L。

◆**诊断**

（1）多发伤：创伤性蛛网膜下隙出血，头皮撕脱伤，头皮血肿，右颧骨骨折；肺挫裂伤，左侧血气胸，多发肋骨骨折，创伤性湿肺，纵隔及皮下气肿，胸椎棘突骨折；双侧尺、桡骨远端骨折，右下尺桡关节脱位，左手第 5 掌骨骨折，右股骨远端粉碎性骨折。

（2）失血性休克，V-A ECMO 术后。

（3）ARDS，呼吸衰竭。

◆**重症救治过程**

我院 ECMO 团队接到联系后迅速赶往当地医院，评估病情并行床旁彩超检查后，行 V-A ECMO 支持治疗，无肝素应用，患者生命体征有所好转，遂在 ECMO、呼吸机、升压药物支持下转入我院。入院给予伤口清创包扎、骨折部位制动外固定，持续 ECMO、呼吸机、CRRT、脑氧监测、亚低温脑保护、升压药物应用、纤维支气管镜检查并吸痰等。制定 ECMO 抗凝目标：ACT 140~160 s，APTT 50~70 s。持续充分液体复苏，入院 8 h，总入量 5 170 mL，总出量 1 700 mL，患者血乳酸水平持续下降，瞳孔缩小，恢复对光反射，平均动脉压维持在 70 mmHg 以上。入院 9 h 时行开胸探查（图 18-17）+肋骨骨折内固定+肺挫裂伤修补术。术后密切监测出血量，继续抗休克治疗。入院 24 h，总入量 9 391 mL，总出量 6 900 mL，其中尿量 6 300 mL。监测 ACT 及 APTT，入院 24 h 时 ACT 快速下降，给予小剂量肝素应用，肝素剂量由 5 U/(kg·h) 逐渐调至 25 U/(kg·h)，患者 ACT 再次快速升高，胸腔血性引流增加，根据 ACT 及 APTT，调节肝素剂量，抗凝达到目标值，血流动力学逐渐稳定，血红蛋白计数稳步回升，于入院 60 h 撤离 ECMO。

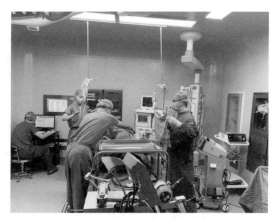

图 18-17　ECMO 支持下开胸探查

住院第 8 天行股骨干骨折手术，第 13 天床旁微创气管切开以利于气道管理，第 32 天患者神志转清楚，第 33 天转康复科行康复治疗，第 85 天出院。

入院第 3 天及出院肺部 CT 影像如图 18-18 所示。入院当天和入院第 10 天床旁胸片如图 18-19 所示。

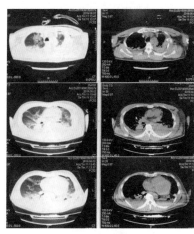
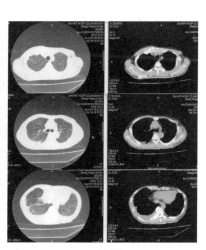

入院第 3 天肺部 CT　　　　　　　　出院肺部 CT

图 18-18　肺部 CT 影像

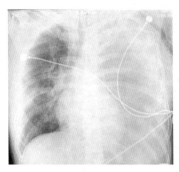
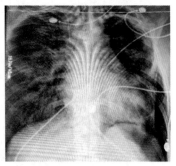

入院当天床旁胸片　　　　　　入院第 10 天床旁胸片

图 18-19　床旁胸片

◆**出院及转归**

出院日患者神志清楚，可正常交流，生命体征平稳，无咳嗽、咳痰，右侧肢体肌力较差，可于搀扶下进行床边活动。出院后 2 个月随访，患者生活完全自理，无神经功能后遗症，恢复正常生活、劳作。

◆**分析**

创伤是 ICU 常见的致死原因，多发脏器损伤、失血性休克等的救治也一直是医学发展的难题。习惯上认为，创伤所致的活动性出血是 ECMO 治疗的禁忌证，但随着 ECMO 应用经验的增多、对液体平衡和凝血功能更精确的把控及综合医院多学科救治能力的提升，ECMO 应用的前沿和边际得以不断拓展。

本例便是 ECMO 救治严重创伤后失血性休克合并 ARDS 患者的成功案例。此患者伤后首要致命因素为胸部外伤导致的 ARDS 和失血性休克，而此时治疗的困难主要有：①无手术机会，无法终止活动性出血；②严重肺损伤，ARDS，呼吸机支持条件有限；③单纯液体复苏效果不理想；④生命体征极不稳定，随时有心搏骤停风险，且转诊风险极高。当 ECMO 应用后，主要从如下方面为患者提供帮助：①维持灌注压，为转诊和手术提供机会；②为肺部提供支持，改善组织氧供；③在心肺支持下，使患者心搏骤停的风险降低。

但 ECMO 应用后导致的新问题又不可忽视，比如组织损伤、血流动力学改变、抗凝问题等，甚至可能导致患者死亡，这给我们提出了新的挑战。本例中我们通过以下手段尽量减少风险：①彩超第一时间评估心功能及血管状态，减少 ECMO 置管对组织结构的损伤，把控 ECMO 对患者血流动力学的影响；②患者大量失血，凝血功能已经出现异常，故 ECMO 上机及初始运行时，未给予肝素抗凝；③胸腔活动性出血是休克的主要原因，ECMO 应用后灌注压进一步稳定，及时开胸手术，终止活动性出血；④选择 V-A ECMO，主要出血因素解决后，预计 ECMO 支持时间较短，血栓风险小，故适当放宽抗凝目标；⑤密切监测 APTT 及 ACT，监测胸腔出血量，监测血红蛋白及 Hct 变化，根据情况灵活调整抗凝剂量；⑥尽早撤离 ECMO，减少对血细胞的破坏及对凝血功能的影响。

结合 ECMO 之外的其他治疗手段，如亚低温脑保护、预防脑血管痉挛、充分液体复苏、大量输血、肺保护性通气策略、床旁纤维支气管镜、CRRT、骨折手术、抗感染、抗炎、伤口护理、营养支持、康复治疗等，患者最终顺利康复。

最后，通过文献及相关指南复习，总结如下：①多项有效性分析研究和荟萃分析结果显示 ECMO 能够挽救部分严重 ARDS 患者的生命；目前多数学者也认为，在 ARDS 传统治疗效果较差时，ECMO 可作为挽救性治疗手段来使用。②ECMO 在胸部创伤救治中的意义重大，外伤患者常合并活动性出血，且 ECMO 预期支持时间短，应放宽抗凝要求，可考虑小剂量肝素，甚至不用肝素。③外伤患者 ECMO 支持期间，凝血功能波动大，抗凝难度大，应密切监测凝血指标及血常规，根据 ACT、APTT、抗凝血因子 Xa 水平，血小板和纤维蛋白原水平，必要时参考血栓弹力图，制订合理、个体化、动态的抗凝方案，并建议定时行床旁彩超筛查潜在活动性出血。④持续性失血才是胸部损伤患者最大的敌人，第一时间紧急剖胸，恢复身体原有的解剖结构和功能才是救治成功的关键，而 ECMO 是争取手术机会的一种重要手段。⑤在呼吸及循环恢复稳定后，应果断、尽早撤离 ECMO，以减少相关并发症。

（王　睿）

病例 6

◆ 病史

患者，王某，男，38 岁，以"发现主动脉夹层 13 d，呼吸困难 1 d"为代主诉入院，患者 13 d 前体检发现主动脉增粗，未予特殊治疗；10 d 前无明显诱因突发胸背部疼痛，性质难以描述，无心慌、胸闷，无恶心、呕吐，给予硝酸甘油口服未见明显缓解，急诊至当地某医院行主动脉造影示主动脉夹层（A 型），给予镇痛、控制血压和心率等药物治疗；5 d 前于全身麻醉下行"全胸主动脉置换术"，术后给予抗感染等对症治疗；1 d 前出现呼吸困难，血氧饱和度下降，行经口气管插管呼吸机辅助通气后血氧饱和度仍低，紧急联系我院 ECMO 团队于当地医院行 V-V ECMO 支持治疗后，急诊转入我院。

既往"高血压病"半年余，血压最高达 180/110 mmHg，未规律服药及监测血压；无冠心病、糖尿病病史。

◆ 入院体格检查

患者镇静状态，双侧瞳孔等大等圆，直径约 3 mm，对光反射迟钝，血压 128/73 mmHg，SpO_2 99%（经口气管插管呼吸机辅助通气，模式为 PCV，PEEP 10 cmH_2O，氧浓度 80%，V-V ECMO 流量 3.0 L/min，氧合器氧浓度 100%）。听诊双肺呼吸音粗，左下肺呼吸音低，可闻及散在湿啰音。

◆ 辅助检查

血常规：WBC 10.06×10^9/L，中性粒细胞百分数 90.3%，淋巴细胞百分数 5.8%，RBC 3.31×10^9/L，血红蛋白 103 g/L，血小板计数 95×10^9/L。

感染标志物：降钙素原（PCT）6.78 ng/mL，C 反应蛋白 109.21 mg/L。床旁胸片如图 18-20 所示。

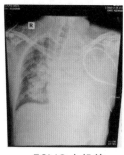
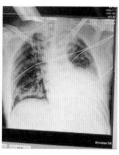
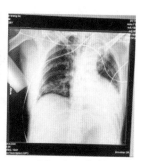

ECMO 上机前　　　　ECMO 上机中　　　　ECMO 下机前

图 18-20　床旁胸片

◆ **诊断**

①重症肺炎，呼吸衰竭，V-V ECMO 术后；②A 型主动脉夹层术后；③高血压病 3 级，极高危；④双侧胸腔积液并左侧胸腔闭式引流术后。

◆ **重症救治过程**

患者主动脉夹层术后 5 d，免疫力低下，肺部感染进展迅速，感染标志物偏高，淋巴细胞比例极低，结合床旁胸片考虑病毒感染合并细菌感染，留取血培养、痰培养后，给予经验性抗菌药物应用，亚胺培南西司他丁 1 g 每 8 h 一次+莫西沙星 250 mL 每日 1 次，奥司他韦胶囊 150 mg 每日 2 次+更昔洛韦 250 mg 每 12 h 一次抗病毒，注射用甲泼尼龙琥珀酸钠 80 mg 每 12 h 一次减少渗出，静脉滴入免疫球蛋白注射液 10 g 每日 1 次提高免疫力，同时给予化痰，加强气道管理，维持水、电解质平衡等综合治疗，于住院第 4 天患者肺部情况开始好转，逐渐下调 ECMO 氧合器氧浓度，监测 PaO_2，于住院第 7 天成功撤除 V-V ECMO，第 9 天成功撤除有创机械通气，改为面罩吸氧，氧合及呼吸状态可，住院第 15 天转至心外科治疗左侧胸腔淋巴瘘。

◆ 出院及转归

患者神志清，精神可，无胸闷、胸痛等不适，可下床自主活动。查体：T 36.6 ℃，P 78 次/min，BP 121/73 mmHg，R 18 次/min。听诊双肺呼吸音粗，双下肺可闻及少量湿啰音，转至心外科治疗左侧胸腔淋巴瘘 14 d，治愈后出院。

◆ 分析

通过 ECMO 建立体外循环后，在肺外气体交换可减轻肺负担、减少呼吸机相关性肺损伤，有利于肺功能恢复，在肺保护通气基础上，充分肺复张等措施仍然无效的重症 ARDS 患者，若病因可逆应尽早考虑 ECMO 治疗。本例患者系胸主动脉置换术后，患者免疫力低下时严重感染引起的 ARDS，病情可逆，我们于早期行 ECMO 支持治疗，患者肺功能得以快速恢复。

对重症肺炎患者给予积极液体管理可缩短呼吸机支持力度，缩短脱机时间，有利于控制感染，对肺功能有保护作用。原因如下：①清除体内过多水分，改善肺泡弹性，纠正氧弥散障碍，肺泡通气量增大，机体氧合情况改善，促进肺功能好转；②肺部充血、水肿、渗出炎症性改变，局部环境有利于细菌生长繁殖，严格液体管理后，IL-6 等局部炎症因子水平下降，毛细血管通透性改善，有利于加强抗感染效果；③重症感染，肺间质水肿，白蛋白胶体在肺间质沉积，加上细菌、病毒对肺实质破坏，导致肺间质病理性破坏，严格液体管理可促进血管外液体重吸收入肺血管，液体或胶质物质肺间质沉积减少，保护肺间质结构完整性。该患者入院后即给予严格的液体管理，在维持 ECMO 流量转速，水、电解质平衡下尽可能负平衡，保护肺功能。

（雷汶璐）

病例 7

◆ **病史**

患者，王某，男，62 岁，因"间断心前区疼痛 8 年余，冠状动脉旁路移植术后伴低血压 1 d"入院。患者 8 年前无明显诱因出现心前区疼痛，为胸骨后压榨样疼痛，无发绀、晕厥、恶心、呕吐等，每次持续 1~3 min，休息后可缓解，在当地医院按"冠心病"给予硝酸酯类药物治疗，后上述症状间断出现，时轻时重，与活动量无关，休息时也可出现心前区疼痛症状；20 余天前步行约 100 m 即出现前胸及背部疼痛，口服"硝酸甘油片"可缓解，遂入当地某医院按"冠心病"对症治疗，行冠状动脉造影检查示冠状动脉三支病变，不适宜行支架植入术。患者为求进一步诊治，就诊于当地另一医院，完善相关术前准备后，行冠状动脉旁路移植术，手术时间持续约 6 h，返回病房后患者出现低血压、低血氧饱和度表现，术后未能脱离呼吸机，血管活性药物及 IABP 支持下最高收缩压达 90 mmHg，为求进一步诊治，联系我科于该院行 V-A ECMO，术后以"冠状动脉旁路移植术后、心脏外科术后低心排血量综合征"急诊转我院继续治疗。入科时患者神志呈浅昏迷，经口气管插管接呼吸机辅助机械通气，留置尿管，尿量较少，大便未解。

既往史：平素体质一般，高血压病病史 25 年，平素间断口服降压药物治疗，血压控制情况不详，否认糖尿病病史，否认传染病病史，有输血史，半年前车祸伤致第 1 腰椎压缩性骨折，行手术治疗后恢复良好，否认药物及食物过敏史。

◆ **入院时体格检查**

T 36.8 ℃，P 78 次/min，R 21 次/min，BP 121/76 mmHg。神志呈浅昏迷状态，经口气管插管接呼吸机辅助机械通气，持续 V-A ECMO 支持，双侧瞳孔等大等圆，直径约 2.0 mm，对光反射迟钝，双肺听诊呼吸音粗，可闻及散在湿啰音，心脏各瓣膜区未闻及病理性杂音，腹部查体未见明显异常，四肢肌张力正常，肌力查体不能配合，病理反射未引出。

◆ **辅助检查**

（1）血常规：WBC 7.89×10^9/L，中性粒细胞百分数 86.1%，RBC 3.76×10^{12}/L，Hb 110 g/L，血小板计数 109×10^9/L。心肌标志物：肌钙蛋白 T 2.19 ng/mL。

（2）心电图示：①左前分支阻滞；②高侧壁 ST 段抬高约 0.1 mV；③下壁、前外侧壁 ST 段压低改变（图 18-21）。

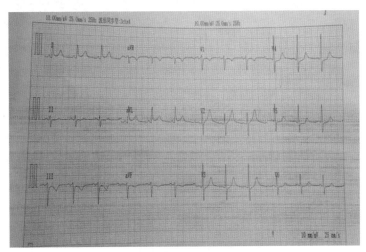

图 18-21　心电图

（3）心脏彩超示：左心 EF 45%，E 0.60 m/s，左心房增大，余心脏各房室腔形态大小正常，各心脏瓣膜形态及运动未见异常，二尖瓣及三尖瓣口可见少量反流信号，余瓣口未见明显异常；室间隔增厚，左心室后壁不厚，两者呈逆向运动。主动脉内径、肺动脉内径正常，左心室心尖部运动幅度减低，心包腔内未见明显液体回声。

（4）外院胸部 CT 示：右肺下叶胸膜结节灶伴周围少许炎性改变。

◆**诊断**

①冠状动脉粥样硬化性心脏病，不稳定型心绞痛，心功能Ⅲ级；②冠状动脉旁路移植术后，心脏外科术后低心排血量综合征，V-A ECMO 术后；③肺部感染，呼吸衰竭；④高血压病。

◆**重症救治过程**

患者冠状动脉旁路移植术后出现低血压、低血氧饱和度表现，术后未能脱离呼吸机，血管活性药物及 IABP 支持下血压维持不理想，紧急行股动、静脉分离置管建立 V-A ECMO 辅助支持，积极调整心脏前后负荷，在 ECMO 支持 5 h 后，逐渐减停血管活性药物，撤除 IABP，血压可维持在（120~130）/（80~90）mmHg，动脉血气分析提示血乳酸盐浓度不高，组织灌注良好；余给予抗感染、改善心肌血供氧供、抗血小板聚集、调脂、预防应激性溃疡、保护脏器功能、营养支持、维持内环境稳定等综合药物治疗。ECMO 支持第 2 天、第 3 天复查心脏彩超示 LVEF 持续稳定在 50% 以上，心脏收缩功能好转并稳定，于住院第 4 天顺利撤除 ECMO，下机后循环稳定，组织灌注良好。患者在较高呼吸机支持条件下氧合维持不甚理想，且出现发热、痰量增多，痰液性质呈黄脓性，听诊双肺呼吸音粗，可闻及散在湿啰音，结合痰培养回报示革兰氏阴性杆菌阳性，考虑出现呼吸机相关性肺炎，强化抗感染治疗，加强吸痰、胸部物理治疗以促进肺部感染灶引流；于住院第 10 天肺部感染得以良好控制，撤除有创机械通气，序贯无创机械通气、高流量吸氧；第 11 天停无创及高流量吸氧，改为面罩吸氧，血氧饱和度维持良好。住院治疗 17 d 后痊愈出院。

◆**出院及转归**

患者神志清楚，自主经口进食水，循环稳定，无胸闷、气喘等不适，未再出现发热，痰液性质转白、量少，WBC、中性粒细胞百分数等均恢复正常，胸部手术切口及 ECMO 置管处切口甲级愈合。

◆**分析**

心脏外科术后部分患者由于心肌顿抑，心泵功能低下，出现低心排血量综合征，组织器官灌注不足，是导致术后早期死亡主要原因之一。ECMO 机械辅助为这类患者心功能的恢复争取了时间。该患者在 V-A ECMO 支持以后血流动力学迅速稳定，氧合改善，血管活性药物用量减少，全身组织灌注改善明显。由于该患者术后呼吸机支持时间较长，长期有创置管，心功能不全，机体抵抗力下降，出现肺部感染。这就要求 ECMO 团队在治疗期间全程严格无菌操作，做好患者呼吸道护理，加强营养支持，积极根据细菌学检查结果调整抗感染方案。总结：心脏外科术后如出现低心排血量综合征，经积极药物处理无明显改善，应尽早应用 ECMO 机械辅助，避免长期低灌注导致严重的组织器官损伤，影响后期治疗效果。

（张丹丹）

病例 8

◆ 病史

患者，女，42 岁，以"高热、寒战 20 h"为主诉收治当地 ICU。现病史：20 h 前患者无明显诱因出现寒战、高热，伴呼吸困难，实测体温 40.3 ℃，无头痛、胸痛、腹痛、腹泻、尿痛等伴随症状，给予吲哚美辛栓对症处理后体温下降。8 h 前，患者上述症状再次加重，伴有全身发绀，遂至当地某医院就诊。既往史：1 d 前因肾结石于当地另一医院行体外冲击波碎石治疗。

◆ 入院体格检查

T 37.8 ℃，P 112 次/min，R 25 次/min，BP 86/46 mmHg，SpO_2 95%，患者神志清，精神差，双肺少量湿啰音。

◆ 辅助检查

（1）血常规：WBC $31.72 \times 10^9/L$，中性粒细胞百分数 92.5%，血小板 $11 \times 10^9/L$，Hb 123 g/L。感染标志物：PCT 49.7 ng/mL。

（2）凝血功能：PT 31.1 s，PT% 24.5，APTT > 140 s；纤维蛋白原

（FIB）1.49 g/L，凝血酶时间（TT）20 s；D-二聚体 69.610 mg/L。

（3）心功能检验：肌钙蛋白 I 32.0 ng/mL；CK-MB 163 ng/mL，肌红蛋白 >1 200 ng/mL，B 型钠尿肽（BNP）12 424.7 pg/mL，Cr 208 mmol/L。

（4）血气分析：pH 7.29，Hct 48%，PCO_2 12 mmol/L，实际碳酸氢盐（AB）6 mmol/L，PO_2 148 mmol/L，标准碳酸氢盐（SB）11 mmol/L，K^+ 3.2 mmol/L，二氧化碳总量（TCO_2）6.2 mmol/L，Na^+ 122 mmol/L，Ca^{2+} 0.85 mmol/L，BE（碱剩余）-17.6 mmol/L，Lac 9.2 mmol/L，SaO_2 99%。血糖（Glu）8.5 mmol/L，血红蛋白 149 g/L。

◆ **初步诊断**

①体外碎石术后，泌尿系感染，感染性休克；②多器官功能衰竭；③急性呼吸窘迫综合征；④弥散性血管内凝血。

◆ **重症救治过程**

患者入院后，积极给予常规抗感染、补液、补充凝血因子、保护肝肾功能等对症治疗，患者休克症状进行性加重，大剂量去甲肾上腺素［2.4 μg/(kg·min)］联合多巴胺［24 μg/(kg·min)］。患者血压难以维持，经充分评估行 V-A ECMO 支持治疗（图 18-22），术后成功转入我院。

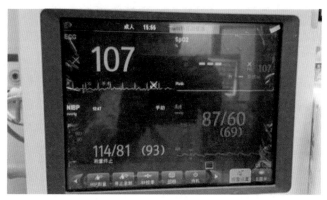

ECMO 上机前

图 18-22　V-A ECMO 支持治疗

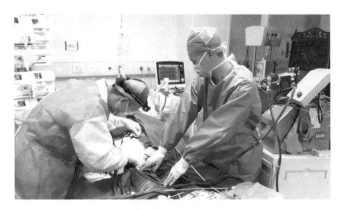

ECMO 安全上机

图 18-22　V-A ECMO 支持治疗（续）

　　患者 ECMO 流量维持在 2.4 L/h 左右，并联合血管活性药物维持血压，保证组织灌注需求，纠正休克情况。患者严重凝血功能障碍，查 ACT 约 450 s，穿刺部位、口腔、鼻腔大量出血，遂暂停肝素应用，未给予抗凝处理。与此同时，给予输注悬浮红细胞纠正贫血，输注血浆、冷沉淀改善凝血功能，积极补充血小板。患者泌尿系感染，考虑革兰氏阴性杆菌感染可能性大，经验性应用亚胺培南西司他丁钠联合莫西沙星给予抗感染治疗。同时，给予完善尿培养等细菌学检查。患者尿量较少，肌酐进行性升高，给予持续 CRRT 支持治疗，在保证患者循环稳定的基础上，早期给予扩容处理，后期给予积极脱水，保证液体负平衡。

　　患者于上机后第 4 天，休克症状明显改善，完全减停血管活性药物。病原学检查提示：肺炎克雷伯菌阳性，血象、感染标志物进行性下降，抗感染有效，继续应用亚胺培南西司他丁钠联合莫西沙星抗感染治疗。上机后第 7 天，充分评估患者循环及脏器功能，行脱机试验成功后，成功撤除 ECMO。

　　◆ **出院及转归**

　　复查肺部及泌尿系 CT，提示患者左侧肾盂积水，双侧输尿管结石形成，行双侧输尿管支架置入术。患者双肺炎症形成，双侧胸腔积液，积极行纤维支气管镜清理气道，机械排痰，并加强透析脱水。患者于住院第 9 天行"呼吸机漏气试验"，成功脱离呼吸机，拔除气管插管。患者尿量逐渐恢复，由持续透析改为简短透析治疗。于住院后第 17 天完全停止透析治疗。患者病情逐渐恢复，于住院后第 20 天，转入泌尿科继续治疗，随后康复出院。

◆ **分析**

近年来，ECMO 技术迅速发展，ECMO 支持的效果确切，适应证也在不断扩大。对于各类病毒性肺炎导致的危重呼吸功能不全、感染性休克导致的心肺功能衰竭及无论何种原因导致的威胁患者生命的呼吸或心脏功能不全，无禁忌证者，均可实施 ECMO 辅助。

感染性休克曾经被认为是 ECMO 的禁忌证，然而近年来，ECMO 不仅成功地被施用于该类患者，而且取得了较好的临床效果。目前 V-A ECMO 治疗儿童感染性休克的相关研究较多，澳大利亚皇家儿童医院早在 2007 年就已开展 ECMO 救治感染性休克的患者，2012 年瑞典的 Karolinska 医学中心感染性休克患者使用 ECMO 治疗取得了 81% 的成功率。感染性休克 ECMO 期间推荐使用中心插管，即通过右心房-升主动脉建立 V-A ECMO，可以提高救治的成功率。推荐给予高流量辅助支持，即体重小于 10 kg 患儿，推荐流量不小于 150 mL/(kg·min)，体重大于 10 kg 患儿，推荐流量 2.4 L/(min·m²)，较高的流量设置，相较于传统的治疗方案及常规的 ECMO 支持流量，可以明显提高患者的生存率。同时，适当低温，避免静脉内血栓形成，同时补充大量的营养能量物质，有利于患者的预后。美国危重症医学会及体外生命支持组织指出，对于感染性休克的儿童患者，常规治疗无效者，建议给予 ECMO 支持治疗。

目前，关于 V-A ECMO 治疗成人感染性休克，仍然缺少较多的大样本随机对照研究。Parker 等人于 1987 年首次提出，约 50% 的感染性休克患者可发生一过性的心肌顿抑，表现为心排血量正常或升高，血管反应性下降。然而最近研究表明，30%~60% 的感染性休克患者，可表现为感染相关的心功能下降。此类感染性休克患者往往表现为心源性休克的特点。患者的感染和心肌功能是可逆的，常规药物支持治疗无效时，具备较好的 ECMO 支持指征，可较早给予 ECMO 支持治疗。ECMO 可以为机体提供必要的循环支持，避免多器官功能衰竭的发生，亦可为抗感染治疗争取时间，获得较好的预后。对于本例患者，由于是院外上机，难以追溯上机时患者心功能指数，根据入院后心脏彩超评估，患者存在先天性房间隔缺损，心功能略低于正常，考虑患者在院外出现一过性心肌顿抑。

对于感染性休克患者，恢复的根本仍然在于对感染的有效控制，因此，抗生素治疗依然是关键。泌尿系感染的患者，68% 的致病菌为革兰氏阴性杆菌，对于院外获得性泌尿系感染，亚胺培南西司他丁钠为首选的抗感染药物。如果患者同时采用 CRRT，抗生素的使用需要增加 2~4 倍，以补充随 CRRT 丢失的药物，保证血液中抗生素的有效浓度。

大部分感染性休克患者后期表现为严重的全身炎症反应，血管反应性下降，血管通透性增加，此类患者行 ECMO 支持治疗能否有效，目前尚存争论。对于分布性休克的患者，患者表现为严重的微循环障碍，已并发多器官功能衰竭，ECMO 对于大循环支持是有效的，但是对于微循环支持可能是无效的。

（李健镖）

参考文献

［1］赵举，龙村.体外膜肺氧合支持治疗新进展［J］.中国体外循环杂志，2014，12（1）：62-64.

［2］MACLAREN G，BUTT W，BEST D，et al. Extracorporeal membrane oxygenation for refractory septic shock in children：one institution's experience［J］.Pediatr Crit Care Med，2007，8（5）：447-451.

［3］MACLAREN G，BUTT W，BEST D，et al. Central extracorpo-real membrane oxygenation for refractory pediatric septic shock［J］.Pediatr Crit Care Med，2011，12（2）：133-136.

［4］OBERENDER F，GANESHALINGHAM A，FORTENBERRY JD，et al.Venoarterial Extracorporeal Membrane Oxygenation Versus Conventional Therapy in Severe Pediatric Septic Shock［J］.Pediatr Crit Care Med，2018，19（10）：965-972.

［5］BRIERLEY J，CARCILLO J A，CHOONG K，et al. Clinical practice parameters for hemodynamic support of pediatric and neonatal septic shock：2007 update from the American College of Critical Care Medicine［J］.Crit Care Med，2009，37（2）：666-688.

［6］CARCILLO J A，FIELDS A I，American College of Critical Care Medicine Task Force Committee Members.Clinical practice parameters for hemodynamic support of pediatric and neonatal patients in septic shock［J］.Crit Care Med，2002，30（6）：1365-1378.

［7］ BROMAN L M, TACCONE F S, LORUSSO R, et al.The ELSO maastricht treaty for ECLS nomenclature: abbreviations for cannulation configuration in extracorporeal life support—a position paper of the Extracorporeal Life Support Organization ［J］. Crit Care, 2019, 23 (1): 36.

［8］ PARKER M M, SHELHAMER J H, BACHARACH S L, et al. Profound but reversible myocardial depression in patients with septic shock ［J］.Ann Intern Med, 1984, 100 (4): 483-490.

［9］ VIEILLARD-BARON A, CAILLE V, CHARRON C, et al.Actual incidence of global left ventricular hypokinesia in adult septic shock ［J］.Crit Care Med, 2008, 36 (6): 1701-1706.

［10］ PULIDO J N, AFESSA B, MASAKI M, et al.Clinical spectrum, frequency, and significance of myocardial dysfunction in severe sepsis and septic shock ［J］.Mayo Clin Proc, 2012, 87 (7): 620-628.

［11］ BRÉCHOT N, LUYT C E, SCHMIDT M, et al. Venoarterial extracorporeal membrane oxygenation support for refractory cardio-vascular dysfunction during severe bacterial septic shock ［J］.Critical care medicine, 2013, 41 (7): 1616-1626.

［12］ 李丽荣, 姜皓, 李岩, 等. 泌尿系感染患者病原菌分布及耐药现状分析 ［J］. 中国实验诊断学, 2018, 22 (9): 1572-1574.

［13］ RIED M, BEIN T, PHILIPP A, et al.Extracorporeal lung support in trauma patients with severe chest injury and acute lung failure: A 10-year institutional experience ［J］.Critical care, 2013, 17 (3): R110.

［14］ DELLA TORRE V, ROBBA C, PELOSI P, et al.Extra corporeal membrane oxygenation in the critical trauma patient ［J］.Curr Opin Anaesthesiol, 2019, 32 (2): 234-241.

［15］ COMBES A, BACCHETTA M, BRODIE D, et al.Extracorpo-

real membrane oxygenation for respiratory failure in adults ［J］.
Current opinion in critical care, 2012, 18 （1）: 99-104.

［16］ COMBES A, HAJAGE D, CAPELLIER G, et al.Extracorporeal membrane oxygenation for severe acute respiratory distress syndrome ［J］.New England journal of medicine, 2018, 378 （21）: 1965-1975.

［17］ ZONIES D, MERKEL M. Advanced extracorporeal therapy in trauma ［J］. Current opinion in critical care, 2016, 22 （6）: 578-583.

［18］ ARLT M, PHILIPP A, VOELKEL S, et al.Extracorporeal mem-brane oxygenation in severe trauma patients with bleeding shock ［J］. Resuscitation, 2010, 81 （7）: 804-809.

［19］ LARSSON M, FORSMAN P, HEDENQVIST P, et al.Extra-corporeal membrane oxygenation improves coagulopathy in an ex-perimental traumatic hemorrhagic model ［J］. European journal of trauma and emergency surgery, 2017, 43: 701-709.

［20］ CALL MAÑOSA S, PUJOL GARCIA A, CHACÓN JORDAN E. Individualised care plan during extracorporeal membrane oxygenation. A clinical case ［J］.Enferm Intensiva, 2016, 27 （2）: 75-80.

［21］ ALAPATI D, JASSAR R, SHAFFER T H.Management of Sup-plemental Oxygen for Infants with Persistent Pulmonary Hypertension of Newborn: A Survey ［J］.Am J Perinatol, 2017, 34 （3）: 276-282.

［22］ SONG J H, WOO W K, SONG S H, et al.Outcome of veno-venous extracorporeal membrane oxygenation use in acute respiratory distress syndrome after cardiac surgery with cardiopulmonary bypass ［J］.J Thorac Dis, 2016, 8 （7）: 1804-1813.

［23］ DALLE AVE A L, SHAW D M, GARDINER D.Extracorporeal

membrane oxygenation （ECMO） assisted cardiopulmonary resus -
citation or uncontrolled donation after the circulatory determination
of death following out-of-hospital refractory cardiac arrest-An ethi -
cal analysis of an unresolved clinical dilemma ［J］. Resuscitation,
2016, 108: 87-94.

［24］ DZIERBA A L, ROBERTS R, MUIR J, et al.Severe thrombo -
cytopenia in adults with severe acute respiratory distress syndrome:
Impact of extracorporeal membrane oxygenation use ［J］.ASAIO J,
2016, 62 （6）: 710-714.

［25］ NGUYEN D N, HUYGHENS L, WELLENS F, et al. Serum
S100B protein could help to detect cerebral complications associated
with extracorporeal membrane oxygenation （ECMO） ［J］.Neuro -
crit Care, 2014, 20 （3）: 367-374.

［26］ THOMAS J, KOSTOUSOV V, TERUYA J.Bleeding and throm -
botic complications in the use of extracorporeal membrane oxygen -
ation ［J］.Semin Thromb Hemost, 2018, 44 （1）: 20-29.

［27］ KALBHENN J, WITTAU N, SCHMUTZ, et al.Identification of
acquired coagulation disorders and effects of target-controlled coag -
ulation factor substitution on the incidence and severity of spontane -
ous intracranial bleeding during veno-venous ECMO therapy ［J］.
Perfusion, 2015, 30 （8）: 675-682.

［28］ KALBHENN J, SCHMIDT R, NAKAMURA L, et al.Early di -
agnosis of acquired von Willebrand Syndrome （AVWS） is elemen -
tary for clinical practice in patients treated with ECMO therapy ［J］.
Journal of atherosclerosis thrombosis, 2015, 22 （3）: 265-271.

［29］ KALBHENN J, SCHLAGENHAUF A, ROSENFELDER S, et
al.Acquired von Willebrand syndrome and impaired platelet function
during venovenous extracorporeal membrane oxygenation: Rapid

onset and fast recovery ［J］.The journal of heart and lung transplan -
tation，2018，37（8）：985-991.

［30］ FRANCK L S，VILARDI J，DURAND D，et al.Opioid with -
drawal in neonates after continuous infusions of morphine or fentanyl
during extracorporeal membrane oxygenation ［J］.Am J Crit Care，
1998，7（5）：364-369.

［31］ KRUEGER K，SCHMUTZ A，ZIEGER B，et al.Venovenous
extracorporeal membrane oxygenation with prophylactic subcutane -
ous anticoagulation only：An observational study in more than 60
patients ［J］.Artif Organs，2017，41（2）：186-192.

［32］ TAUBER H，OTT H，STREIF W，et al.Extracorporeal mem -
brane oxygenation induces short-term loss of high-molecular-
weight von Willebrand factor multimers ［J］.Anesthesia and analge -
sia，2015，120（4）：730-736.

［33］ KLINZING S，WENGER U，STRETTI F，et al.Neurologic in -
jury with severe adult respiratory distress syndrome in patients under -
going extracorporeal membrane oxygenation：A single-center ret -
rospective analysis ［J］.Anesthesia and analgesia，2017，125（5）：
1544-1548.

［34］ KANG J，ZHANG D M，RESTLE D J，et al.Reduced continu -
ous-flow left ventricular assist device speed does not decrease von
Willebrand factor degradation ［J］.The Journal of thoracic and car -
diovascular surgery，2016，151（6）：1747-1754.

［35］ GARCÍA-CARREÑO J，SOUSA-CASASNOVAS I，DÍEZ-
DELHOYO F，et al.Vein thrombosis after ECMO decannulation，a
frequent and sometimes missed complication ［J］.Int J Cardiol，
2016，223：538-539.

［36］ LOTHER A，WENGENMAYER T，BENK C，et al.Fatal air

embolism as complication of percutaneous dilatational tracheostomy on venovenous extracorporeal membrane oxygenation, two case re - ports [J] .J Cardiothorac Surg, 2016, 11 (1): 102.

[37] TAROLA C L, NAGPAL A D.Internal jugular vein avulsion com - plicating dual-lumen VV-ECMO cannulation: An unreported complication of avalon cannulas [J] . Can J Cardiol, 2016, 32 (12): 1576.

[38] NASR V G, FARAONI D, DINARDO J A, et al.Association of Hospital Structure and Complications With Mortality After Pediatric Extracorporeal Membrane Oxygenation [J] .Pediatr Crit Care Med, 2016, 17 (7): 684-691.

[39] MARTUCCI G, LO RE V, ARCADIPANE A.Neurological in - juries and extracorporeal membrane oxygenation: the challenge of the new ECMO era [J] .Neurol Sci, 2016, 7 (7): 1133-1136.

[40] PARK J H, HER C, MIN H K, et al.Nafamostat mesilate as a re - gional anticoagulant in patients with bleeding complications during extracorporeal membrane oxygenation [J] .Int J Artif Organs, 2015, 38 (11): 595-599.

[41] CONRAD S A, BROMAN L M, TACCONE F S, et al. The Extracorporeal life support organization maastricht treaty for nomen - clature in extracorporeal life support [J] . Am J Respir Crit Care Med, 2018, 198 (4): 447-451.